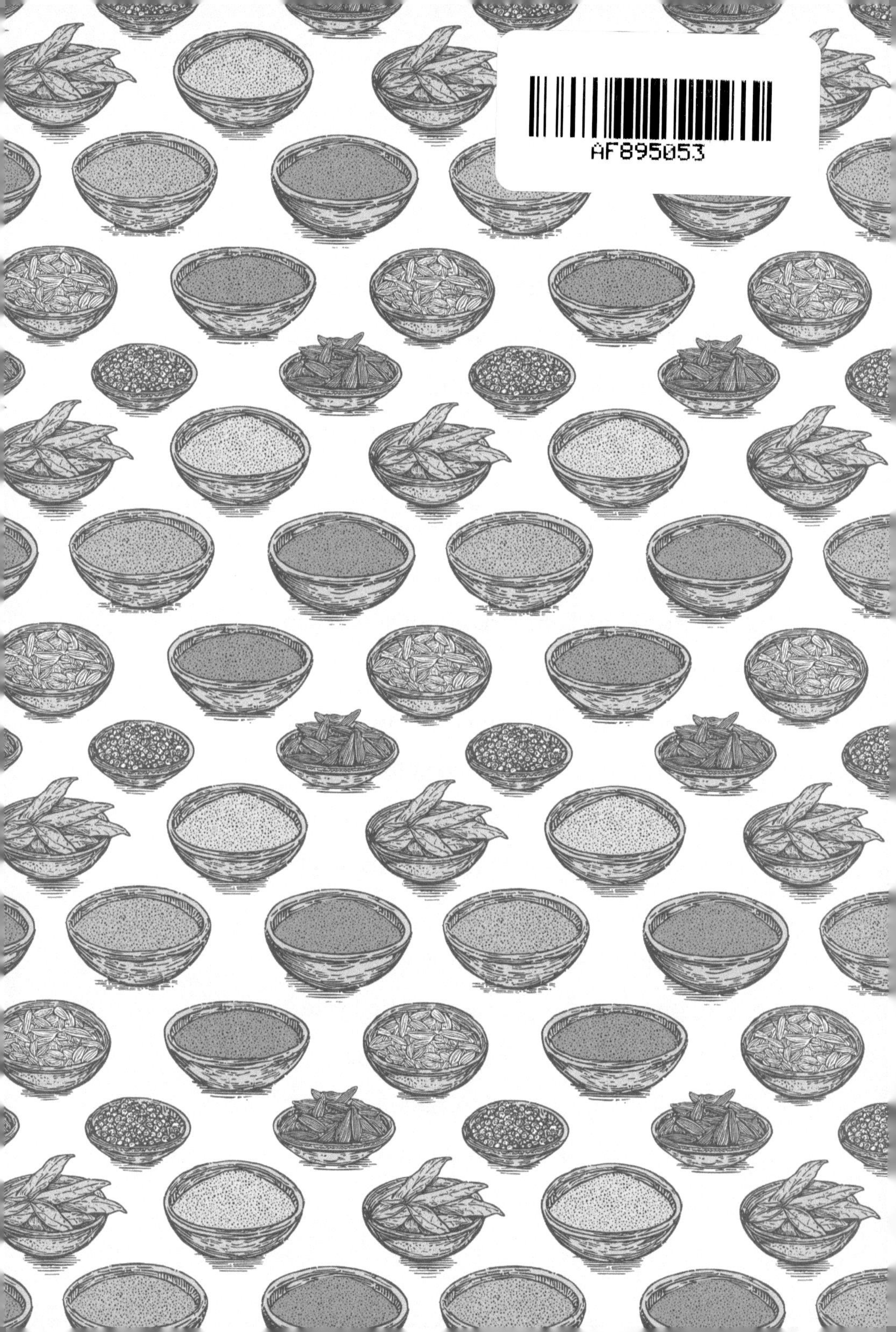

Inhoudsopgave

Artemis Saage

Ayurvedische Kruidenleer: Smaken en Geneeskrachtige Kruiden in de Traditionele Geneeskunde

Ontdek medicinale kruiden, ayurvedische kruidenmix en kruidengeneeskunde - Van kruidenpoeder en kruidenthee tot praktische toepassingen voor gezondheid

134 Bronnen
32 Foto's / Afbeeldingen
19 Illustraties

Colofon

Saage Media GmbH
c/o SpinLab – The HHL Accelerator
Spinnereistraße 7
04179 Leipzig, Germany
E-Mail: contact@SaageMedia.com
Web: SaageMedia.com
Commercial Register: Local Court Leipzig, HRB 42755 (Handelsregister: Amtsgericht Leipzig, HRB 42755)
Managing Director: Rico Saage (Geschäftsführer)
VAT ID Number: DE369527893 (USt-IdNr.)

Uitgever: Saage Media GmbH
Publicatie: 01.2025
Omslagontwerp: Saage Media GmbH
ISBN Paperback: 978-3-384-48551-9
ISBN Ebook: 978-3-384-48552-6

Juridisch / Kennisgevingen

De externe links en bronverwijzingen in dit boek zijn gecontroleerd op het moment van publicatie. De auteur heeft geen invloed op de huidige en toekomstige vormgeving en inhoud van de gelinkte pagina's. De aanbieder van de gelinkte website is als enige aansprakelijk voor illegale, onjuiste of onvolledige inhoud en voor schade die ontstaat door het gebruik of niet-gebruik van de informatie, niet degene die via links naar de betreffende publicatie verwijst. Alle gebruikte externe bronnen zijn vermeld in de bibliografie. Ondanks zorgvuldige inhoudelijke controle aanvaarden wij geen aansprakelijkheid voor de inhoud van externe bronnen. De exploitanten van de geciteerde bronnen zijn als enige verantwoordelijk voor hun inhoud. Afbeeldingen en bronnen van derden zijn als zodanig gemarkeerd. Reproductie, verwerking, verspreiding en elk type gebruik buiten de grenzen van het auteursrecht vereisen de schriftelijke toestemming van de respectieve auteur of maker. De bronverwijzingen en citaten in dit boek zijn zorgvuldig onderzocht en in essentie weergegeven. De interpretatie en presentatie van de geciteerde inhoud weerspiegelt de opvatting van de auteur en komt niet noodzakelijkerwijs overeen met de intentie of mening van de oorspronkelijke auteurs. Bij parafrasering zijn de kernboodschappen van de originele bronnen naar beste weten en geweten in de context van dit werk geïntegreerd, maar kunnen door de overdracht en vereenvoudiging afwijken van de oorspronkelijke formuleringen en betekenisnuances. Alle gebruikte bronnen zijn volledig vermeld in de literatuurlijst en kunnen daar in het origineel worden nagelezen. De verantwoordelijkheid voor de interpretatie en contextuele integratie van de geciteerde inhoud ligt bij de auteur van dit boek. Voor wetenschappelijke vragen en gedetailleerde informatie wordt aanbevolen de originele bronnen te raadplegen. De auteur heeft getracht complexe wetenschappelijke onderwerpen op een begrijpelijke manier te presenteren. Daarbij kunnen vereenvoudigingen en generalisaties niet worden uitgesloten. Voor de vakkundige juistheid en volledigheid van de vereenvoudigde presentaties kan geen garantie worden gegeven. De parafrasering van citaten en wetenschappelijke inzichten gebeurt naar beste weten en geweten met inachtneming van het citaatrecht volgens § 51 van de auteurswet. Bij de vereenvoudiging, overdracht en eventuele vertaling van wetenschappelijke inhoud naar begrijpelijke taal kunnen betekenisnuances en vakkundige details verloren gaan. Voor academische doeleinden en bij gebruik als wetenschappelijke referentie wordt nadrukkelijk aanbevolen om de originele bronnen te raadplegen. De vereenvoudigde presentatie dient uitsluitend voor populairwetenschappelijke informatie.
De in dit boek opgenomen informatie over ayurvedische specerijen, kruiden en hun toepassingen is zorgvuldig onderzocht, is gebaseerd op traditionele kennis en is naar beste weten en geweten samengesteld. Toch kunnen fouten niet volledig worden uitgesloten. De gepresenteerde ayurvedische concepten, specerijenmengsels en toepassingsaanbevelingen zijn uitsluitend bedoeld ter informatie en vervangen geen professionele begeleiding of behandeling door een gekwalificeerde ayurveda-therapeut, arts of natuurgeneeskundige. Bij gezondheidsklachten of ziekten dient altijd een arts of therapeut te worden geraadpleegd. Bij allergieën, intoleranties of het gebruik van medicijnen is bijzondere voorzichtigheid geboden. De combinatie van specerijen en kruiden met medicijnen kan leiden tot ongewenste interacties. In geval van twijfel dient men voorafgaand aan het gebruik het advies van een arts in te winnen. De auteurs en de uitgever aanvaarden geen aansprakelijkheid voor eventuele nadelen of schade die voortvloeien uit de in het boek gegeven informatie. Dit geldt ook voor recepten en doseringsadviezen. Het gebruik van de traditionele ayurvedische benamingen geschiedt met erkenning van de rechten van de respectieve eigenaren. De wetenschappelijke inzichten en juridische kaders op het gebied van specerijen- en geneeskunde zijn voortdurend in ontwikkeling. De informatie in dit boek is in overeenstemming met de stand van zaken op het moment van drukken. Er kan geen garantie worden gegeven voor de blijvende geldigheid van de gegevens. De gebruikte bronnen zijn opgenomen in de bijlage.
Dit boek is gemaakt met behulp van kunstmatige intelligentie en andere tools. Onder andere zijn tools gebruikt voor onderzoek, schrijven/bewerken en het genereren van decoratieve illustraties. Ondanks controles kunnen fouten niet volledig worden uitgesloten. We willen benadrukken dat het gebruik van AI dient als ondersteunend hulpmiddel om onze lezers een kwalitatief hoogwaardige en inspirerende leeservaring te bieden.
Dit boek is vertaald uit het Duits. Afwijkingen van het origineel of vertaalfouten kunnen niet volledig worden uitgesloten. Alle in het boek genoemde bronnen zijn beschikbaar in het Engels. Wij aanvaarden geen aansprakelijkheid voor eventuele inhoudelijke onnauwkeurigheden of misverstanden die door de vertaling zijn ontstaan.

Beste lezers,

ik dank u hartelijk dat u voor dit boek hebt gekozen. Met uw keuze heeft u mij niet alleen uw vertrouwen gegeven, maar ook een deel van uw kostbare tijd. Dat waardeer ik zeer.
Kruiden zijn meer dan alleen smaakmakers - ze zijn de sleutel tot een uitgebalanceerd leven volgens de principes van Ayurveda. In een tijd waarin veel mensen naar natuurlijke manieren zoeken voor meer welzijn, biedt de Ayurvedische kruidenkunde een holistische benadering voor de harmonieuze verbinding van smaak en gezondheid. Dit uitgebreide naslagwerk leidt u door de wereld van Ayurvedische kruiden en hun diverse effecten op lichaam en geest. Ontdek de zes smaken (Rasa) en leer hoe thermische effecten (Virya) en kruidenkwaliteiten (Guna) samenkomen. Het boek biedt traditionele kennis over de verwerking van kruiden en laat zien hoe u klassieke mengsels voor groenten, granen en peulvruchten zelf kunt maken. Met dit praktische kruidenlexicon ontwikkelt u een diep begrip van de kunst van Ayurvedische aroma-combinaties en kunt u de heilzame eigenschappen van kruiden doelgericht in uw dagelijks leven integreren. Laat u inspireren door de duizenden jaren oude wijsheid van de Ayurvedische kruidenkunde en ontdek nieuwe dimensies van bewust kruiden.
Ik wens u nu een inspirerende en verhelderende leeservaring. Als u suggesties, kritiek of vragen heeft, stel ik uw feedback op prijs. Alleen door actieve uitwisseling met u, de lezers, kunnen toekomstige edities en werken nog beter worden. Blijf nieuwsgierig!

Artemis Saage
Saage Media GmbH

- support@saagemedia.com
- Spinnereistraße 7 - c/o SpinLab – The HHL Accelerator, 04179 Leipzig, Germany

Inleiding

Om u de best mogelijke leeservaring te bieden, willen we u vertrouwd maken met de belangrijkste kenmerken van dit boek. De hoofdstukken zijn in een logische volgorde gerangschikt, zodat u het boek van begin tot eind kunt lezen. Tegelijkertijd is elk hoofdstuk en subhoofdstuk ontworpen als een zelfstandige eenheid, zodat u ook selectief specifieke secties kunt lezen die voor u van bijzonder belang zijn. Elk hoofdstuk is gebaseerd op zorgvuldig onderzoek en bevat uitgebreide referenties. Alle bronnen zijn direct gelinkt, zodat u indien gewenst dieper in het onderwerp kunt duiken. Ook de in de tekst geïntegreerde afbeeldingen bevatten passende bronvermeldingen en links. Een volledig overzicht van alle bronnen en afbeeldingscredits vindt u in de gelinkte bijlage. Om de belangrijkste informatie effectief over te brengen, sluit elk hoofdstuk af met een beknopte samenvatting. Technische termen zijn onderstreept in de tekst en worden uitgelegd in een gelinkte woordenlijst die direct daaronder is geplaatst.

Voor snelle toegang tot aanvullende online content kunt u de QR-codes scannen met uw smartphone.

Extra bonusmateriaal op onze website

Op onze website stellen wij de volgende exclusieve materialen ter beschikking:

- Bonusinhoud en extra hoofdstukken
- Een compact totaaloverzicht
- Een PDF-bestand met alle bronvermeldingen
- Aanvullende leesaanbevelingen

De website is momenteel nog in aanbouw.

SaageBooks.com/nl/ayurvedische_kruidenleer-bonus-58BFN4

1. 0. 0. Grondbeginselen van de Ayurvedische kruidenkunde

De ayurvedische kruidenkunde onthult een fascinerende wereld waarin smaak en geneeskracht onlosmakelijk met elkaar verbonden zijn. Al duizenden jaren maken mensen gebruik van deze kennis om gerechten niet alleen smakelijk, maar ook verteerbaar en gezondheidsbevorderend te bereiden. Maar hoe precies ontwikkelen kruiden hun therapeutische werking? Welke rol spelen de zes smaaksensaties en de thermische eigenschappen van kruiden daarbij? De traditionele verwerkingsmethoden en kwaliteitskenmerken van kruiden vormen de basis voor hun optimale werking. Hierbij rijst de vraag hoe hoogwaardige van inferieure kruiden te onderscheiden zijn en welke verwerkingsmethoden de waardevolle bestanddelen het beste behouden. Van bijzonder belang zijn de principes van harmonieuze kruidencombinaties: hoe kunnen verschillende aroma's zo worden samengevoegd dat ze elkaar in hun werking ondersteunen? Welke verhoudingen hebben zich daarbij als optimaal bewezen? De ayurvedische kruidenkunde biedt een systematische benadering van deze vragen - een kennis die ook in de moderne keuken nieuwe perspectieven voor een smakelijke en gezonde voeding opent.

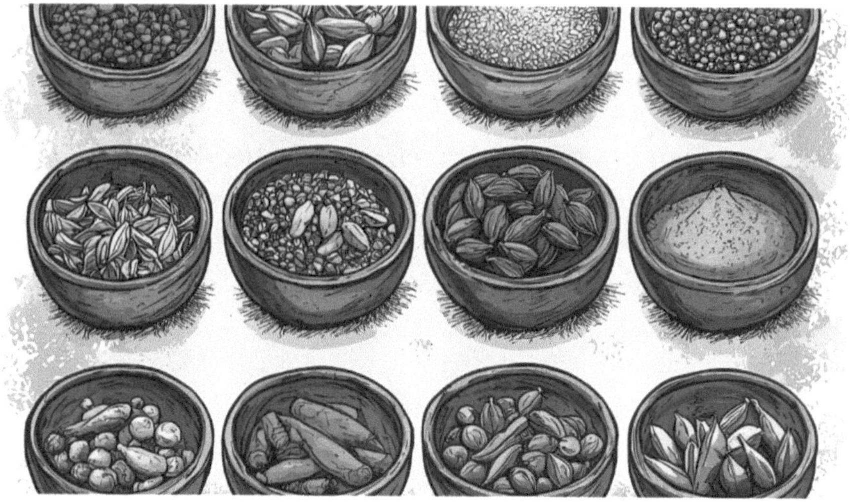

1. 1. 0. Smaakrichtingen en effecten

Hoe beïnvloeden specerijen onze gezondheid buiten hun smaakvolle eigenschappen? Welke rol spelen hun thermische effecten in de stofwisseling? En waarom onderscheidt de Ayurvedische leer zes fundamentele smaaksensaties? De Ayurvedische specerijkunde beschouwt specerijen als complexe geneesmiddelen, waarvan de effecten veel verder reiken dan alleen het geven van smaak. Elke specerij heeft specifieke eigenschappen die systematisch de stofwisseling, de spijsvertering en het algemene welzijn beïnvloeden. Deze eigenschappen zijn gebaseerd op duizenden jaren oude observaties en worden steeds meer bevestigd door moderne wetenschappelijke studies. De kennis van de verschillende smaaksensaties en hun effecten maakt het mogelijk om specerijen doelgericht in te zetten ter ondersteuning van de gezondheid. Hierbij blijkt dat de Ayurvedische systematiek van smaken en hun eigenschappen een nauwkeurig instrument vormt voor individuele gezondheidszorg.

„Volgens de ayurvedische opvatting vormen zes fundamentele smaaksensaties (zoet, zuur, zout, scherp, bitter en samentrekkend) de basis voor gezondheid en welzijn.“

1. 1. 1. De zes smaakrichtingen in Ayurveda

In de ayurvedische opvatting vormen zes fundamentele smaakrichtingen (Rasa) de basis voor gezondheid en welzijn: zoet (madhura), zuur (amla), zout (lavana), scherp (katu), bitter (tikta) en samentrekkend (kashaya) [s1]. Deze smaken zijn niet alleen zintuiglijke waarnemingen, maar hebben ook directe invloed op onze lichaamssystemen en beïnvloeden de balans van de Doshas [s2]. Elke smaak bestaat uit bepaalde elementen: Zoet ontstaat uit aarde en water, zuur uit aarde en vuur, zout uit water en vuur, scherp uit vuur en lucht, bitter uit lucht en ruimte, en samentrekkend uit lucht en aarde [s2]. Deze elementaire samenstelling verklaart hun specifieke effecten op het lichaam. De zoete smaak heeft een opbouwende en versterkende werking op het organisme. Het bevordert de regeneratie van weefsels en kan vooral Vata- en Pitta-Doshas in balans brengen [s3]. In de praktische toepassing vinden we zoete smaken bijvoorbeeld in zoete aardappelen, granen of rijpe vruchten. Mensen met een verhoogd Kapha moeten echter voorzichtig zijn met zoete gerechten, omdat deze het Kapha-Dosha kunnen versterken [s4]. Zure smaken, zoals die in citrusvruchten of gefermenteerde groenten voorkomen, stimuleren de spijsvertering en verhogen de energie [s3]. Ze zijn bijzonder nuttig voor Vata-types, maar moeten door Pitta- en Kapha-constituties met mate worden genoten. Een praktische tip: Een scheutje citroen in warm water in de ochtend kan de spijsvertering zachtjes activeren. De zoute smaak ondersteunt de vochtbalans en stimuleert de eetlust [s3]. De ayurvedische leer waarschuwt echter voor overmatig zoutgebruik, omdat dit kan leiden tot vochtophopingen en huidproblemen [s4]. Scherpe smaken, zoals die in gember of chili te vinden zijn, bevorderen de doorbloeding en spijsvertering [s3]. Ze zijn bijzonder waardevol voor Kapha-types, terwijl Vata- en Pitta-constituties ze slechts spaarzaam moeten gebruiken [s2]. Een praktisch voorbeeld is het gebruik van verse gember als thee bij trage spijsvertering. Bittere stoffen hebben een ontgiftende werking en kunnen de eetlust reguleren [s3]. In de moderne voeding vaak ondervertegenwoordigd, vinden we ze in rucola, witloof of kurkuma. Ze zijn bijzonder belangrijk voor Pitta-types [s5]. De samentrekkende smaak, die zich kenmerkt door een samentrekkend gevoel in de mond, verstevigt de weefsels en heeft een verkoelende werking [s3]. Voorbeelden zijn groene thee of onrijpe bananen. Deze smaak is bijzonder nuttig voor Kapha- en Pitta-types, terwijl Vata-types hem slechts spaarzaam moeten genieten [s2]. De ayurvedische traditie raadt aan om alle zes smaakrichtingen in een maaltijd te combineren [s6]. Dit kan bijvoorbeeld worden bereikt door een uitgebalanceerde curry die zoete zoete aardappelen, scherpe gember, zure tomaten, zoute zeezout, bittere specerijen en samentrekkende peulvruchten bevat. De werking van de smaken gaat verder dan hun onmiddellijke smaakervaring en omvat ook Vīrya (potente energie) en Vipāka (postdigestieve werking) [s7]. Deze complexe verbanden maken de ayurvedische smaakleer tot een waardevol hulpmiddel voor individuele gezondheidszorg. Voor de praktische toepassing is het belangrijk te weten dat Vata-types zoete, zure en zoute smaken zouden moeten verkiezen, Pitta-types profiteren van zoete, bittere en samentrekkende smaken, en Kapha-types zich moeten concentreren op scherpe, bittere en samentrekkende smaken [s5].

Woordenlijst

Dosha
Fundamentele levensenergieën in Ayurveda die als dynamische krachten alle fysiologische en psychologische processen in het lichaam aansturen.

Kapha
Het structuurprincipe in Ayurveda, verantwoordelijk voor stabiliteit en opbouw in het lichaam, bestaat uit de elementen aarde en water.

Pitta
Het transformatieprincipe in Ayurveda, verbonden met stofwisselings- en spijsverteringsprocessen, vertegenwoordigt het vuur-element.

Rasa
Een Sanskrietterm uit de ayurvedische geneeskunde die, naast de pure smaakwaarneming, ook de energetische essentie van een stof beschrijft.

Vata
Het bewegingsprincipe in Ayurveda, samengesteld uit de elementen lucht en ether, stuurt alle bewegingsprocessen in het lichaam.

Vipaka
Het langdurige effect van een stof na de volledige spijsvertering, dat kan verschillen van de onmiddellijke smaak.

Virya
Een ayurvedisch concept dat de energetische kracht en potentie van een stof beschrijft, ongeacht de smaak.

1. 1. 2. Thermische Werking van Specerijen

De thermische werking van specerijen speelt een fundamentele rol in de ayurvedische geneeskunde en beïnvloedt direct onze lichaamsfuncties. Deze effecten worden onderverdeeld in twee hoofdcategorieën: verwarmende en verkoelende eigenschappen [s8]. Verwarmende specerijen activeren de stofwisseling en het sympathische zenuwstelsel. Ze kenmerken zich door een verhoogd Oxidatiepotentieel en bevorderen de vaatverwijding [s9]. Tot de klassieke verwarmende specerijen behoort bijvoorbeeld Zwarte Peper, die de doorbloeding verhoogt en spier- en gewrichtsstijfheid verlicht [s10]. In de praktische toepassing is zwarte peper bijzonder geschikt in de koude maanden of bij mensen die gevoelig zijn voor kou. Kaneel neemt een bijzondere plaats in onder de verwarmende specerijen. Het helpt niet alleen om overtollige vochtigheid in het lichaam te verminderen, maar ondersteunt ook mensen met chronisch koude handen en voeten door zijn doorbloeding bevorderende werking. Als Spijsverteringstonicum kan het bijvoorbeeld 's ochtends in warme melk of in muesli worden genoten [s10]. Kardemom, een ander belangrijk verwarmend specerij, bevordert het zweten en ondersteunt de reiniging van de luchtwegen [s10]. In de praktische toepassing is kardemom bijzonder nuttig bij hardnekkige hoest of ter voorkoming van verkoudheden. Een kardemomthee, het liefst in combinatie met gember, kan hier wonderen verrichten. Aan de andere kant van het thermische spectrum vinden we de verkoelende specerijen. Koriander bijvoorbeeld ondersteunt niet alleen de spijsvertering, maar heeft ook een ontgiftende werking [s11]. Het is uitstekend geschikt voor het bereiden van zomerse gerechten of wanneer het lichaam oververhit is. Munt is een ander voorbeeld van een verkoelend specerij. De verfrissende werking maakt het een ideaal natuurlijk middel tegen oververhitting en ontstekingen [s11]. Een verse muntthee of geplette muntblaadjes in water kunnen op hete zomerdagen voor natuurlijke verkoeling zorgen. Venkel verenigt verkoelende eigenschappen met spijsverteringsbevorderende werking [s11]. Het is bijzonder goed na zware maaltijden of bij spijsverteringsproblemen. Een venkelthee na de maaltijd is een beproefde ayurvedische praktijk. De slimme combinatie van verwarmende en verkoelende specerijen maakt het mogelijk om de lichaamstemperatuur en de stofwisseling gericht te beïnvloeden. Zo kan bijvoorbeeld in de koude maanden een specerijenmix van kaneel, kardemom en zwarte peper de lichaamswarmte ondersteunen, terwijl in de zomer een combinatie van koriander, munt en venkel voor aangename verkoeling zorgt. Knoflook verdient bijzondere vermelding als verwarmend specerij. Als sterke Vasodilatator verbetert het niet alleen de doorbloeding, maar voorkomt ook de samenklontering van het bloed [s10]. In de keuken kan het zowel rauw als gekookt worden gebruikt, waarbij de rauwe vorm de sterkste thermische werking heeft. Bij de praktische toepassing van de thermische specerijwerking moet men de individuele constitutie en het seizoen in overweging nemen. Mensen met een verhoogd Pitta-Dosha moeten voorzichtig zijn met verwarmende specerijen en meer verkoelende specerijen zoals koriander of venkel gebruiken. vata-typen profiteren daarentegen vaak van verwarmende specerijen zoals kaneel en kardemom. De thermische werking van specerijen kan ook gericht worden ingezet ter ondersteuning van de gezondheid. Bij verkoudheden en luchtwegaandoeningen kunnen verwarmende specerijen zoals mierikswortel met zijn ontstekingsremmende werking [s10] of cayenne, dat de lichaamstemperatuur verhoogt [s10], ondersteunend werken. Voor de optimale werking moeten deze specerijen in warme dranken of gerechten worden ingenomen.

1. 1. 3. Kruidkwaliteiten en hun eigenschappen

In de ayurvedische opvatting hebben kruiden specifieke kwaliteiten die verder gaan dan hun smaakkenmerken. Deze kwaliteiten worden systematisch geclassificeerd op basis van hun energetische werking, hun zwaarte of lichtheid, en hun invloed op de lichaamsfuncties [s12]. De kruidenkwaliteiten staan in directe verbinding met hun effect op het spijsverteringsvuur (Agni) en de balans van de doshas. Bijzonder interessant is de observatie dat kruiden, afhankelijk van hun specifieke eigenschap, ofwel een zware of een lichte kwaliteit kunnen hebben. Zo hebben bijvoorbeeld zoete kruiden zoals kaneel een zwaardere kwaliteit en kunnen ze het lichaamsgewicht bevorderen, terwijl bittere kruiden zoals kurkuma een lichtere kwaliteit bezitten en de eetlust kunnen verminderen [s12]. In de Aziatische voedingscultuur, die nauw verbonden is met de ayurvedische leer, worden kruiden niet alleen als smaakdragers beschouwd, maar ook als farmacologisch actieve stoffen. Deze integratie van medische en culinaire aspecten heeft zich als bijzonder voordelig bewezen voor verschillende gezondheidsaspecten, zoals de controle van de bloeddruk en de verbetering van cardiovasculaire risicofactoren [s13]. Een fascinerend voorbeeld van de complexe werking van kruidenkwaliteiten toont zich aan de hand van de bittere komkommer. De bittere stoffen, die in de Aziatische keuken gewaardeerd worden, hebben meerdere gezondheidsbevorderende effecten. De bioactieve verbindingen zoals fenolen, carotenoïden, alkaloïden en saponinen dragen bij aan anti-diabetische, anti-oxidatieve en zelfs anti-kanker eigenschappen [s14]. In de praktische toepassing kan de bittere komkommer bijvoorbeeld in de vorm van thee of als groente bij de dagelijkse voeding worden geïntegreerd. De ayurvedische kruidenkunde beschrijft bovendien een directe relatie tussen de kruidenkwaliteiten en hun effect op de lichaamsvochten. Het spijsverteringsvuur speelt hierbij een centrale rol. Kruiden zoals gember, komijn en kurkuma worden doelgericht ingezet om het spijsverteringsvuur te stimuleren en de ophoping van onverteerde stoffen (Ama) te voorkomen [s15]. Een praktische tip is hier het bereiden van een kruidenmix van gelijke delen gemalen komijn, gember en kurkuma, die voor de maaltijden in warm water kan worden ingenomen. De kwaliteiten van de kruiden manifesteren zich ook in hun vermogen om specifieke symptomen te behandelen. De ayurvedische traditie houdt hierbij rekening met zowel de verwarmende als de verkoelende aard van de kruiden, alsook hun invloed op de lichaamsvochten [s15]. Voor de praktische toepassing betekent dit dat bij de keuze van kruiden niet alleen de smaak, maar ook de individuele constitutie en de huidige gezondheidssituatie in overweging moeten worden genomen. De integratie van deze kruidenkwaliteiten in de moderne voeding kan plaatsvinden door bewust te experimenteren. Het is raadzaam om met kleine hoeveelheden te beginnen en de effecten op het eigen lichaam te observeren. Een evenwichtige combinatie van verschillende kruidenkwaliteiten kan niet alleen de smaak van gerechten verrijken, maar ook gericht bijdragen aan de ondersteuning van de gezondheid.

Samenvatting - 1. 1. Smaakrichtingen en effecten

- De zes smaaksensaties (Rasa) bestaan uit specifieke combinaties van elementen, zoals aarde/water voor zoet en lucht/ruimte voor bitter.
- Zoete smaken bevorderen weefselregeneratie en balanceren vooral Vata- en Pitta-dosha's.
- Zure smaken verhogen de spijsverteringsenergie en zijn bijzonder nuttig voor Vata-types.
- De thermische werking van specerijen beïnvloedt direct het oxidatiepotentieel en de vaatverwijding.
- Kardemom bevordert als verwarmende specerij het zweten en ondersteunt de reiniging van de luchtwegen.
- Knoflook werkt als een sterke vaatverwijder en voorkomt de samenklontering van bloed.
- Bitterkomkommer bevat bioactieve verbindingen zoals fenolen en alkaloïden met anti-diabetische eigenschappen.
- Specerijen beïnvloeden het spijsverteringsvuur (Agni) en voorkomen de ophoping van onverteerde stoffen (Ama).
- De kwaliteiten van specerijen staan in directe verbinding met hun farmacologische werking op de lichaamsvloeistoffen.
- Vata-types profiteren van zoete, zure en zoute smaken, terwijl Kapha-types zich moeten concentreren op scherpe, bittere en samentrekkende smaken.

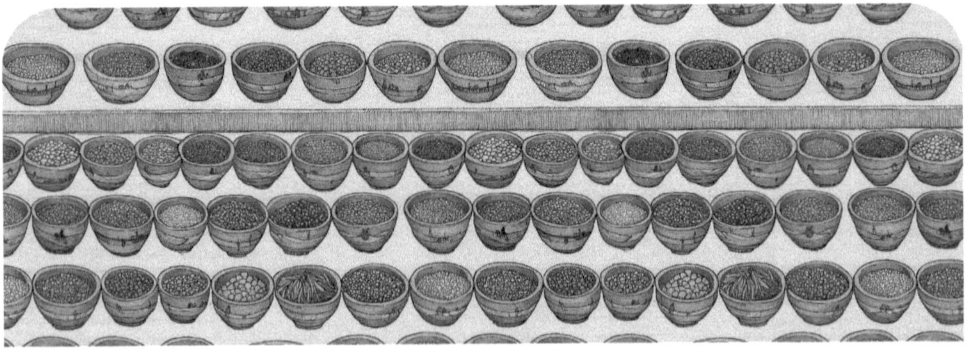

1. 2. 0. Kruidenverwerking en opslag

De juiste verwerking en opslag van specerijen vormt de basis van de Ayurvedische specerijkunde. Maar hoe behoud je het waardevolle gehalte en het kenmerkende aroma van specerijen het beste? Welke traditionele methoden hebben zich door de eeuwen heen bewezen en welke moderne inzichten aanvullen deze kennis? De complexiteit van de specerijverwerking komt al tot uiting bij eenvoudige handelingen zoals het roosteren: temperatuur, duur en beweging van de specerijen beïnvloeden aanzienlijk hun smaak- en therapeutische eigenschappen. Ook de opslag stelt bijzondere eisen - temperatuur, luchtvochtigheid en lichtinval kunnen de houdbaarheid en effectiviteit van de specerijen aanzienlijk beïnvloeden. De volgende uiteenzettingen belichten zowel traditionele verwerkingstechnieken als wetenschappelijk onderbouwde kwaliteitskenmerken die cruciaal zijn voor het optimale behoud van de specerijeneigenschappen.

> *„Bij correcte verpakking en opslag bij temperaturen tussen 15 en 35°C kunnen kruidenmengsels tot 180 dagen zonder kwaliteitsverlies worden bewaard.“*

1. 2. 1. Traditionele verwerkingsmethoden

De traditionele verwerkingsmethoden van specerijen in de Ayurvedische keuken zijn gebaseerd op eeuwenoud kennis en verfijnde technieken, die niet alleen dienen voor conservering, maar ook de geneeskrachtige eigenschappen van de specerijen optimaal tot hun recht laten komen. Een centrale methode is het roosteren van specerijen, wat vooral een belangrijke rol speelt bij de bereiding van specerijenmengsels [s16]. Hierbij worden bijvoorbeeld mosterdzaad, komijn en korianderzaad voorzichtig in een droge pan verhit, totdat ze hun volle aroma ontwikkelen. De specerijen moeten daarbij constant worden verplaatst om een gelijkmatig roosterresultaat te bereiken en verbranding te voorkomen. Men herkent het juiste moment om het roosteren te beëindigen aan de intense geur en de lichte kleurverandering van de specerijen. Bij de traditionele verwerking van kurkuma komt een bijzonder complex proces aan te pas [s17]. De rhizomen worden eerst gekookt of gestoomd, waardoor de kenmerkende rauwe geur verdwijnt en de aanwezige zetmeel gegelatineerd wordt. In de klassieke Indiase methode werden hiervoor aardewerken potten gebruikt, waarin de rhizomen met water werden gekookt en vervolgens met bladeren en een laag koeienmest werden bedekt. De daarbij ontstane ammoniakreactie droeg bij aan de typische kleur. Moderne verwerkingsmethoden gebruiken in plaats daarvan grote ijzeren containers met alkalisch water. Na het koken is een snelle zonnebloeding essentieel om een optimaal eindproduct met een vochtigheid tussen 8% en 10% te verkrijgen. Een andere belangrijke traditionele conserveringsmethode is het inmaken van specerijen en kruiden [s18]. Dit proces, ook wel "inleggen" genoemd, begint met het zorgvuldig reinigen en drogen van de ingrediënten. Deze worden vervolgens in gelijkmatige stukken gesneden en nogmaals meerdere uren gedroogd - hetzij in de lucht of in de oven op lage temperatuur. Dit vermindert ongewenste smaaktonen en bereidt de ingrediënten optimaal voor op het inlegproces. Bijzonder belangrijk is de absolute droogte van alle gebruikte gereedschappen en ingrediënten, aangezien enige vochtigheid de houdbaarheid van het eindproduct in gevaar kan brengen. Het beste moment voor het inmaken is tijdens het warme seizoen, omdat in koelere maanden de hogere luchtvochtigheid het risico op schimmelvorming verhoogt. Bij de bereiding van complexe specerijgerechten zoals Biryani [s19] komt het belang van traditionele verwerkingsmethoden bijzonder duidelijk naar voren. Hier is geduldig, langzaam koken vereist om de verschillende specerijaroma's harmonieus met elkaar te verbinden. Elke afzonderlijke ingrediënt wordt zorgvuldig geselecteerd en op het juiste moment toegevoegd. Het naleven van traditionele recepten en bereidingsmethoden waarborgt de authenticiteit van het gerecht. De opslag van verwerkte specerijen vereist ook bijzondere aandacht [s16]. Bij correcte verpakking en opslag bij temperaturen tussen 15 en 35°C kunnen specerijenmengsels tot 180 dagen zonder kwaliteitsverlies worden bewaard. Bijzonder belangrijk is de bescherming tegen directe zonnestraling, aangezien deze de afbraak van de kleur en daarmee ook van de werkzame stoffen kan versnellen [s17]. De fysisch-chemische eigenschappen van de specerijen veranderen continu tijdens de opslag [s20]. Typisch neemt de vochtigheid en zuurgraad in de loop van de tijd toe, terwijl het gehalte aan vetten en eiwitten afneemt. Om deze processen te vertragen, worden in de traditionele verwerking vaak kruiden met antioxidatieve eigenschappen toegevoegd, die niet alleen de houdbaarheid verlengen, maar ook microbiële bederf verminderen.

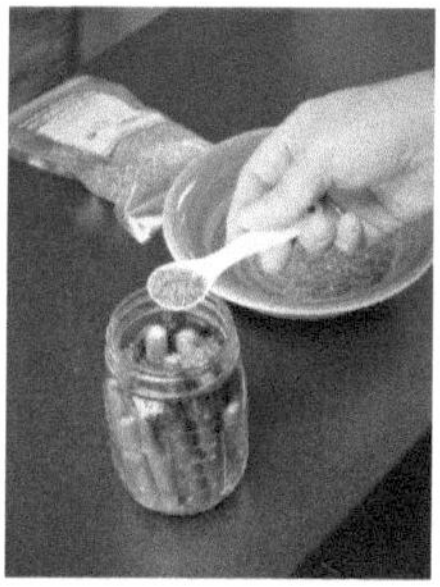

Inmaken [i1]

Woordenlijst

antioxidatief
Eigenschap van een stof om schadelijke oxidatieprocessen te voorkomen en vrije radicalen te neutraliseren

fysisch-chemisch
Verwijst naar de combinatie van fysische en chemische processen in een stof

gelatineren
Proces waarbij zetmeel door verhitting in een gelachtige massa verandert

Rhizoom
Ondergrondse groeiende stengel van een plant, die als opslagorgaan dient en nieuwe scheuten kan vormen

1. 2. 2. Kwaliteitskenmerken van specerijen

De kwaliteit van specerijen kan worden bepaald aan de hand van verschillende sensorische en fysieke kenmerken, die cruciaal zijn voor hun effectiviteit en bruikbaarheid in de Ayurvedische keuken. Een zorgvuldige kwaliteitscontrole is essentieel, aangezien inferieure specerijen niet alleen teleurstellend zijn in smaak, maar ook hun therapeutische werking kunnen missen. Een belangrijk kwaliteitskenmerk is de uiterlijke staat van de specerijen. Bij hele specerijen zoals kardemom, kruidnagel of kaneelstokjes moet het oppervlak gelijkmatig en vrij van beschadigingen zijn. Verkleuringen of vlekken kunnen wijzen op onjuiste opslag of microbiële besmetting. Bij de beoordeling van kurkuma-rhizomen is bijzondere voorzichtigheid geboden, aangezien deze vaak worden gepolijst voor een glad oppervlak. Hierbij kunnen soms zorgwekkende stoffen worden gebruikt, waardoor men bij de aankoop op biologische kwaliteit of betrouwbare handelaren moet letten [s21]. De kleur is een andere belangrijke kwaliteitsindicator. Hoogwaardige specerijen kenmerken zich door intense, karakteristieke kleuren. Kurkuma moet bijvoorbeeld een krachtige geel-oranje kleur hebben, terwijl kardemompeulen een rijke groene kleur moeten vertonen. Vervaagde of ongelijkmatige kleuren wijzen op veroudering of onjuiste opslag. Om de kleurkwaliteit te controleren, kan men een kleine hoeveelheid poedervormige specerijen op wit papier aanbrengen - kwalitatief hoogwaardige specerijen tonen hierbij een gelijkmatige, intense kleur zonder klonten of verkleuringen. De geur is een van de meest sprekende kwaliteitskenmerken. Verse, hoogwaardige specerijen ontwikkelen bij lichte wrijving tussen de vingers onmiddellijk hun kenmerkende aroma. Een zwakke of muffe geur wijst op verouderde of verkeerd opgeslagen goederen. Bij de geurtest moet men de specerijen in de holle hand licht verwarmen en er voorzichtig aan ruiken. Kwalitatief hoogwaardige kruiden en specerijen kunnen de sensorische eigenschappen van gerechten aanzienlijk verbeteren, zonder de fundamentele smaakkenmerken te vervalsen [s22]. De textuur speelt ook een belangrijke rol bij de kwaliteitsbeoordeling. Hele specerijen moeten stevig en compact zijn, niet broos of kwetsbaar. Bij poedervormige specerijen is een gelijkmatige, fijne korrelgrootte gewenst. Klontvorming wijst op vochtopname en kan een teken van beginnende bederf zijn. Om de textuur te controleren, kan men een kleine hoeveelheid specerijpoeder tussen duim en wijsvinger wrijven - hoogwaardig specerijpoeder voelt fluweelachtig aan en verspreidt zich gelijkmatig. Een vaak over het hoofd gezien maar belangrijk kwaliteitskenmerk is de dichtheid van het specerijpoeder. Kwalitatief hoogwaardige specerijen hebben een kenmerkend gewicht in verhouding tot hun volume. Om dit te controleren, kan men een theelepel van het specerij afwegen en vergelijken met referentiewaarden. Te lichte poeders kunnen een aanwijzing zijn voor verdunning met inferieure vulstoffen. De zuiverheid van de specerijen is een ander cruciaal kwaliteitskenmerk. Hoogwaardige specerijen moeten vrij zijn van vreemde voorwerpen, insectenbesmetting of schimmels. Bij hele specerijen kan dit worden gecontroleerd door zorgvuldige visuele inspectie. Bij poedervormige specerijen kan men een kleine hoeveelheid in een glas water oplossen - verontreinigingen zetten zich meestal op de bodem af. De versheid van de specerijen kan ook worden herkend aan hun reactie bij verhitting. Kwalitatief hoogwaardige, verse specerijen ontwikkelen bij voorzichtig roosteren snel hun kenmerkende aroma en typische kleur. Oude of inferieure specerijen daarentegen reageren traag en ontwikkelen vaak een onaangename, verbrande geur. Voor de praktische toepassing betekent dit dat men bij de aankoop van specerijen al zijn zintuigen moet gebruiken. Een zorgvuldige controle voor de aankoop kan latere teleurstellingen voorkomen. Vooral bij grotere hoeveelheden is het raadzaam om eerst een kleine proef te kopen en deze op kwaliteit te testen voordat men grotere hoeveelheden aanschaft.

Samenvatting - 1. 2. Kruidenverwerking en opslag

- Traditionele specerijroosting vereist constante beweging voor een gelijkmatige roostresultaat en optimale aroma-ontwikkeling
- Kurkuma-rhizomen werden klassiek in aardewerken potten gekookt en bedekt met koeienmest, waarbij de ammoniakreactie bijdroeg aan de kleuring
- Moderne kurkuma-verwerking maakt gebruik van alkalisch water in ijzeren containers met een doelvochtigheid van 8-10%
- Specerijmengsels blijven bij 15-35°C tot 180 dagen houdbaar zonder kwaliteitsverlies
- Tijdens de opslag nemen vochtigheid en zuurgraad toe, terwijl vetten en eiwitten afnemen
- Antioxidatieve kruiden worden traditioneel toegevoegd om de houdbaarheid te verlengen en microbiële bederf te verminderen
- Gepolijste kurkuma-rhizomen kunnen verontrustende polijstmiddelen bevatten
- De specerijdichtheid geeft inzicht in mogelijke verdunning met inferieure vulstoffen
- Kwalitatief hoogwaardige specerijen ontwikkelen snel hun kenmerkende aroma tijdens het roosteren, inferieure reageren traag
- De warme jaargetijden zijn optimaal voor inlegprocessen vanwege de lagere luchtvochtigheid en verminderd schimmelrisico

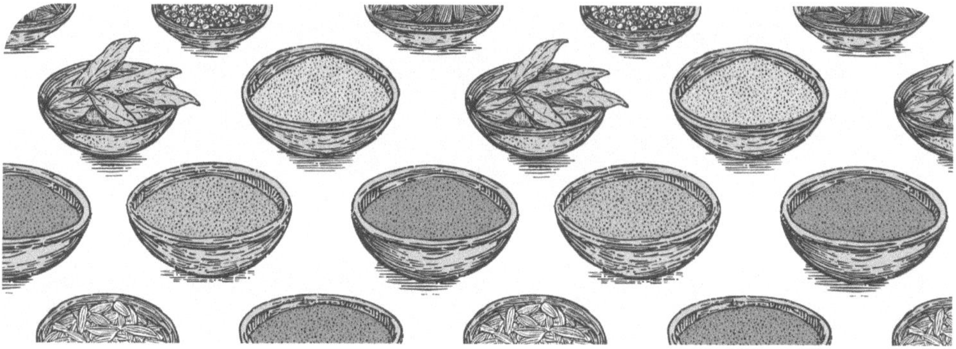

1. 3. 0. Kruidencombinaties

De combinatie van specerijen is een van de fascinerendste aspecten van de Ayurvedische geneeskunde. Hoe beïnvloeden verschillende specerijen elkaar? Volgens welke principes worden harmonieuze mengsels samengesteld? En welke rol spelen de individuele behoeften van de mens daarbij? De Ayurvedische specerijkunde heeft door de eeuwen heen een complex systeem ontwikkeld dat veel verder gaat dan alleen de smaakervaring. Elke specerij brengt niet alleen zijn kenmerkende smaak mee, maar ook specifieke energetische en genezende eigenschappen. In de combinatie van verschillende specerijen ontstaat een samenspel dat zowel culinair als therapeutisch effectief is. De kunst van het combineren van specerijen vereist grondige kennis van de eigenschappen van individuele specerijen, hun interacties en de optimale mengverhoudingen. Factoren zoals seizoen, constitutietype en spijsverteringskracht spelen hierbij een cruciale rol. De volgende secties laten zien hoe u deze kennis praktisch voor uzelf kunt benutten.

„Een belangrijk grondprincipe is de aandacht voor de verwarmende en koelende energie van de verschillende specerijen - in de zomer worden meer koelende specerijen zoals koriander en kardemom gebruikt, in de winter meer verwarmende zoals gember en kaneel.“

---

1. 3. 1. Basisprincipes van kruidenmengsels

De ayurvedische kruidenkunde is gebaseerd op het fundamentele begrip dat elk voedingsmiddel en kruid niet alleen een kenmerkende smaak heeft, maar ook een specifieke energetische werking op ons lichaam [s23]. Deze kennis vormt de basis voor de kunstzinnige combinatie van kruiden, die veel verder gaat dan alleen de smaakervaring. In de praktische toepassing betekent dit in eerste instantie het verenigen van de vijf basissmaken - zoet, zout, zuur, bitter en umami - in een harmonieuze balans [s24]. Neem bijvoorbeeld een klassieke curry-kruidenmix: hier vullen de zoete kardemom, zoute mineralen van komijn, de zuurheid van koriander, de bitterstoffen van kurkuma en de umami-toon van geroosterde komijn elkaar aan tot een uitgebalanceerde compositie. Een belangrijk basisprincipe is het in acht nemen van de verwarmende en verkoelende energie van de verschillende kruiden [s23]. Als u bijvoorbeeld een verwarmend gerecht wilt bereiden, combineert u idealiter kruiden zoals gember, zwarte peper en kaneel. Voor verkoelende effecten zijn koriander, kardemom en venkel daarentegen geschikt. Bij de praktische uitvoering moet u rekening houden met het seizoen - in de zomer meer verkoelende, in de winter meer verwarmende kruiden gebruiken. De verteerbaarheid van voedingsmiddelen kan door slimme kruidencombinaties aanzienlijk worden verbeterd [s23]. Een praktisch voorbeeld: peulvruchten, die vaak als moeilijk verteerbaar worden beschouwd, worden door de toevoeging van komijn, gember en asafoetida veel beter verteerbaar. Daarbij geldt de vuistregel: hoe sterker het eigen spijsverteringsvuur (agni), des te beter kunnen ook complexere kruidencombinaties worden verwerkt. Bij de ontwikkeling van kruidenmengsels speelt ook culturele gevoeligheid een belangrijke rol [s24]. Traditionele combinaties zijn vaak door de eeuwen heen ontwikkeld en zijn perfect afgestemd op regionale omstandigheden en behoeften. Zo gebruikt de Indiase keuken bijvoorbeeld vaak combinaties van kurkuma, komijn en koriander, terwijl in de mediterrane keuken oregano, tijm en rozemarijn domineren. Een ander belangrijk aspect is de verhoudingen van de kruiden ten opzichte van elkaar [s23]. Net als bij de ayurvedische regel voor de verhouding van ghee tot honing (2:1) zijn er ook bij kruidenmengsels optimale proporties. Als vuistregel geldt: dominante kruiden zoals kurkuma of komijn vormen de basis (ongeveer 40%), terwijl fijnere aroma's zoals kardemom of kaneel als accenten (ongeveer 5-10%) worden gebruikt. De kunst van het combineren van kruiden ligt ook in het slimme gebruik van contrasten [s24]. Experimenteer bijvoorbeeld met de combinatie van pittige en zoete tonen, zoals bij de verbinding van chili met kaneel. Houd echter altijd de dominante smaak in het oog en gebruik de andere kruiden ter ondersteuning. De interactie van aroma en smaak is ook cruciaal [s24]. Veel kruiden onthullen hun volledige potentieel pas door kort te roosteren of door de combinatie met oliën. Een praktische tip: rooster hele kruiden kort in een droge pan voordat u ze maalt - dit intensifieert het aroma aanzienlijk. Seizoensgebonden en lokale beschikbaarheid moeten worden overwogen bij het samenstellen van kruidenmengsels [s24]. Verse kruiden en specerijen uit regionale teelt hebben vaak een intenser aroma en harmoniseren beter met elkaar dan geïmporteerde alternatieven. Tot slot is het belangrijk te begrijpen dat de basisprincipes van kruidenmengsels weliswaar als richtlijn dienen, maar ruimte laten voor persoonlijke voorkeuren en experimenten [s24]. Begin met beproefde combinaties en ontwikkel daaruit uw eigen variaties. Documenteer uw ervaringen en pas de mengsels aan uw individuele behoeften en smaakvoorkeuren aan.

1. 3. 2. Harmonische Aromacombinaties

De harmonieuze combinatie van aroma's in de Ayurvedische keuken volgt een complex systeem dat zowel smaak- als gezondheidsaspecten in overweging neemt. De kunst ligt in het verbinden van verschillende aroma-werelden zodat ze elkaar aanvullen en versterken, zonder elkaar te overschaduwen. Een centrale rol spelen de combinaties van specerijen met verschillende basisvoedingsmiddelen. Bijzonder interessant is de verbinding van ghee met rijst, die niet alleen qua smaak overtuigt, maar ook de opname van voedingsstoffen optimaliseert [s25]. In de praktische toepassing is het aan te raden om de ghee licht te verwarmen en met een snufje Kurkuma te mengen, voordat het over de gekookte rijst wordt gegoten.

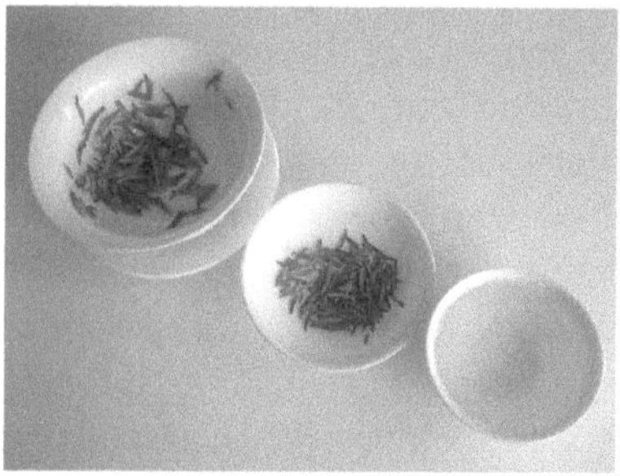

groene thee [i2]

De aromacombinatie speelt ook een belangrijke rol bij dranken. De combinatie van groene thee met citroen creëert bijvoorbeeld niet alleen een verfrissende smaakervaring, maar ondersteunt ook de stofwisseling [s25]. Voor de optimale werking moet u de thee niet te heet inschenken en de citroen pas na het trekken toevoegen, om de waardevolle ingrediënten te behouden. Een fascinerend aspect van de harmonieuze aromacombinatie toont zich in de verbinding van fruitige en aardse noten [s26]. Deze balans vindt men bijvoorbeeld in speciale theemelanges die fruit en bloemen combineren. Bij de bereiding van dergelijke mengsels moet men ervoor zorgen dat het fruit niet te dominant wordt - een evenwichtige verhouding van ongeveer 30% fruit tot 70% basiscomponenten heeft zich bewezen. De Ayurvedische traditie kent ook de krachtige combinatie van melk met Safraan [s25]. Deze harmonieuze verbinding wordt vooral aanbevolen voor de avonduren, omdat het ontspannend werkt. Voor de bereiding verwarmt u de melk zachtjes en voegt u enkele saffraandraadjes toe - belangrijk is dat de melk niet kookt, maar alleen licht verwarmd wordt. Een andere interessante aromacombinatie vindt men in de verbinding van bananen met ghee [s25]. Deze op het eerste gezicht ongebruikelijke combinatie creëert een perfecte balans tussen zoete en romige noten. In de praktische toepassing kunt u rijpe bananen in plakjes snijden en met een theelepel verwarmde ghee besprenkelen - een voedingsrijke snack die bijzonder goed is voor mensen met een zwakke spijsvertering. De combinatie van volkoren met groenten [s25] biedt niet alleen een evenwichtige voedingsvoorziening, maar ook een complex aroma-profiel. Het is belangrijk om de specerijen op beide componenten af te stemmen. Bijvoorbeeld, pittige Komijnnoten harmoniseren bijzonder goed met volkorenrijst, terwijl mediterrane kruiden de groenten optimaal aanvullen. Een bijzonder aspect van de harmonieuze aromacombinatie toont zich in de verbinding van yoghurt met fruit [s25]. Hier is het belangrijk om de zure noot van de yoghurt in balans te brengen met de natuurlijke zoetheid van het fruit. Praktische tip: Gebruik rijp, seizoensgebonden fruit en combineer dit met natuurlijke yoghurt zonder toegevoegde suiker. De kunst van de

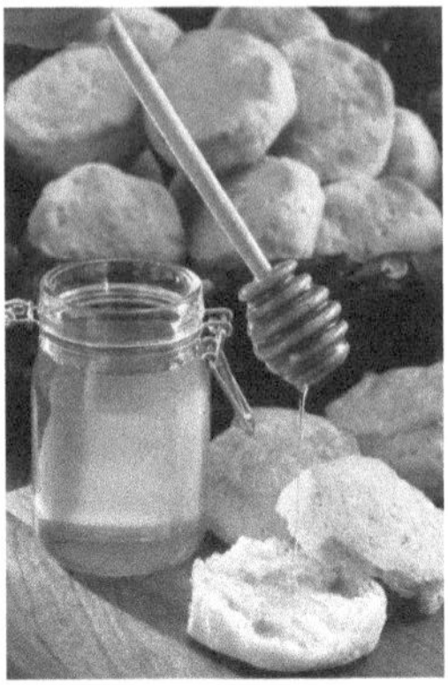

Honing [i3]

harmonieuze aromacombinatie toont zich ook in de bereiding van kruidentheeën [s26]. Hier kunnen verschillende smaken zoals pittig, fruitig en bloemig worden samengevoegd tot een evenwichtige compositie. Bij de samenstelling moet u ervoor zorgen dat de afzonderlijke componenten een vergelijkbare trektijd hebben, om een gelijkmatige aroma-ontwikkeling te waarborgen. De combinatie van honing met warm water [s25] is een ander voorbeeld van een harmonieuze aromacombinatie met gezondheidsvoordelen. Belangrijk is dat het water niet te heet is, omdat anders waardevolle eigenschappen van de honing verloren kunnen gaan. De ideale temperatuur ligt rond de 40°C.

1. 3. 3. Evenwichtige mengverhoudingen

De kunst van evenwichtige mengverhoudingen in de Ayurvedische kruidenkunde is gebaseerd op precieze hoeveelheidsverhoudingen en hun slimme aanpassing. Zowel smaak- als gezondheidsaspecten spelen hierbij een centrale rol. De juiste balans is cruciaal voor de optimale werking van de kruiden. Een fundamenteel principe is de verhouding van 2:1 tussen vetrijke en zoetmakende componenten [s27]. Dit komt bijvoorbeeld tot uiting bij de bereiding van Ayurvedische desserts, waar ghee en honing in deze verhouding worden gecombineerd. Deze proportie heeft zich als bijzonder goed verteerbaar bewezen en minimaliseert mogelijke ongewenste effecten van de combinatie. Bij de praktische uitvoering van kruidenmengsels is het belangrijk te begrijpen dat de basisrecepten als uitgangspunt dienen, maar individueel kunnen worden aangepast [s28]. Als u bijvoorbeeld een klassieke curry-mengsel bereidt, kunt u het aandeel verwarmende kruiden zoals gember verhogen als u een sterkere verwarmende werking wenst. Omgekeerd kan het aandeel verkoelende componenten zoals koriander worden verhoogd om de mengsel evenwichtiger te maken. De opslag van kruidenmengsels speelt een cruciale rol in het behoud van de evenwichtige verhoudingen. Luchtdichte containers op een koele, donkere plaats zijn essentieel [s28]. Dit voorkomt dat individuele componenten door oxidatie of vocht hun werkzaamheid verliezen en daarmee de zorgvuldig afgestelde verhouding wordt verstoord. Een praktische tip: gebruik donkere glazen potten met schroefdeksel en label deze met datum en exacte samenstelling. Een ander belangrijk aspect is het gezamenlijk koken van verschillende ingrediënten [s27]. Als u bijvoorbeeld een kruidenmengsel voor peulvruchten bereidt, kunnen potentieel moeilijk verteerbare combinaties door het gezamenlijke koken worden geharmoniseerd. Dit ontwikkelt een synergetisch effect dat de verteerbaarheid van de gerechten verhoogt. De fijnstemming van de mengverhoudingen moet ook rekening houden met de individuele constitutie. Mensen met een sterk spijsverteringsvuur verdragen doorgaans intensievere kruidenmengsels, terwijl personen met een gevoelige spijsvertering profiteren van evenwichtigere, mildere combinaties. Experimenteer hier voorzichtig en documenteer uw ervaringen. Bij het maken van grotere hoeveelheden kruidenmengsels is het raadzaam eerst een kleine testhoeveelheid te maken en deze te proeven voordat u de gehele mengsel bereidt. Zo kunt u de verhoudingen nog aanpassen zonder grotere hoeveelheden van de waardevolle kruiden te verspillen. De versheid van de individuele componenten is ook cruciaal voor het slagen van de mengsel. Gebruik bij voorkeur vers gemalen kruiden en let op de verschillende houdbaarheden. Terwijl robuuste kruiden zoals kurkuma meerdere maanden hun kracht behouden, moeten kwetsbaardere componenten zoals gemalen kardemom vaker worden vernieuwd. Een praktische benadering is het werken met een basis mengsel, dat dan situationeel kan worden aangevuld. Dit basismengsel bevat de hoofdingrediënten in evenwichtige verhoudingen en kan afhankelijk van de behoefte met extra kruiden worden verfijnd. Dit maakt een flexibele aanpassing mogelijk zonder het basis evenwicht te verstoren. De regelmatige controle en aanpassing van de mengverhoudingen is onderdeel van de Ayurvedische praktijk. Seizoensgebonden veranderingen, individuele behoeften en de kwaliteit van de beschikbare kruiden kunnen fijnafstellingen noodzakelijk maken. Blijf alert op de signalen van uw lichaam en de werking van de kruiden.

Samenvatting - 1. 3. Kruidencombinaties

- De ayurvedische kruidenkunde is gebaseerd op de energetische werking van elk kruid op het lichaam, verder dan alleen de pure smaak.
- De vijf basis smaken moeten in een curry-kruidenmix in balans zijn: zoete kardemom, zoute komijn, zure koriander, bittere kurkuma en umami-toets van geroosterde komijn.
- De verwarmende en verkoelende energie van de kruiden volgt het seizoen - in de zomer meer verkoelende zoals koriander en venkel, in de winter meer verwarmende zoals gember en kaneel.
- De verhouding van dominante kruiden zoals kurkuma tot de basis bedraagt ongeveer 40%, terwijl fijnere aroma's zoals kardemom slechts 5-10% uitmaken.
- Het kort roosteren van hele kruiden voor het malen intensifieert het aroma aanzienlijk.
- De combinatie van ghee met rijst optimaliseert aantoonbaar de opname van voedingsstoffen.
- Groene thee met citroen mag niet te heet worden gezet en de citroen moet pas na het trekken worden toegevoegd.
- Bij theemengsels heeft een verhouding van 30% fruit tot 70% basiscomponenten zich als optimaal bewezen.
- Saffraanmelk moet slechts licht verwarmd worden en niet gekookt voor optimale werking.
- De fundamentele verhouding van 2:1 tussen vetrijke en zoetmakende componenten minimaliseert ongewenste effecten.
- Donkere glazen potten met schroefdeksel zijn optimaal voor de opslag van kruidenmixen.

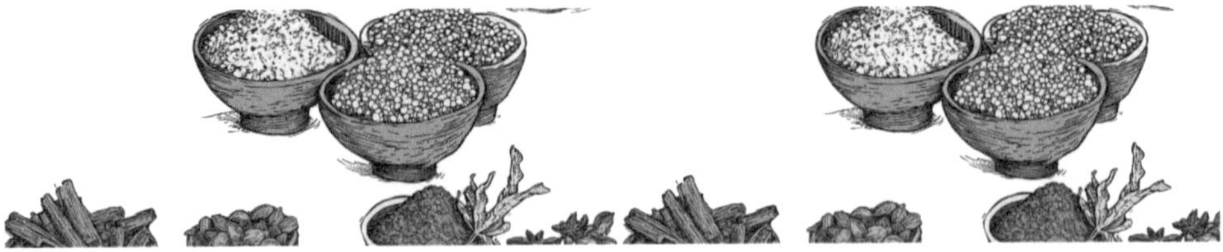

Terugblik - 1. Grondbeginselen van de Ayurvedische kruidenkunde

- De ayurvedische kruidenkunde onderscheidt zes fundamentele smaakrichtingen (Rasa), die voortkomen uit specifieke combinatie van elementen. Elke smaak heeft een directe invloed op de dosha's en beïnvloedt de lichaamssystemen door zijn energetische kwaliteit. De thermische werking van kruiden wordt onderverdeeld in verwarmende en verkoelende eigenschappen, die het oxidatiepotentieel en de vaatverwijding beïnvloeden. Zwarte peper stimuleert als klassiek verwarmend kruid de doorbloeding en verlicht spier- en gewrichtsstijfheid. Koriander werkt als verkoelend kruid ontgiftend en is bijzonder geschikt voor zomerse gerechten. De kwaliteit van kruiden kan worden bepaald aan de hand van sensorische kenmerken zoals kleur, geur en textuur. Hoogwaardige kruiden ontwikkelen snel hun kenmerkende aroma bij het roosteren, terwijl mindere kwaliteit traag reageert. De traditionele verwerking van kurkuma gebeurt door een complex proces van koken en drogen onder specifieke alkalische omstandigheden. Kruidenmengsels volgen het principe van balans tussen de vijf basis smaken en houden rekening met de verwarmende en verkoelende energie. De fundamentele mengverhouding van 2:1 tussen vetrijke en zoetmakende componenten heeft zich als bijzonder verteerbaar bewezen. De combinatie van ghee met rijst optimaliseert niet alleen de smaak, maar ook de opname van voedingsstoffen. De verbinding van saffraan met warme melk onthult een ontspannende werking. Terwijl deze grondprincipes van de kruidenkunde al fascinerend zijn, onthult pas de gedetailleerde beschouwing van individuele kruiden hun ware complexiteit en therapeutische diepte.

2. 0. 0. Individuele kruiden en hun eigenschappen

De wereld van specerijen fascineert de mensheid al duizenden jaren. Maar wat maakt individuele specerijen zo bijzonder en hoe ontwikkelen ze hun specifieke effecten in het menselijk lichaam? Van de genezende kracht van gember tot de stofwisselingstimulerende werking van kurkuma en de spijsverteringsbevorderende eigenschappen van komijn - elke specerij heeft een uniek profiel van bioactieve stoffen. Terwijl de moderne wetenschap de moleculaire mechanismen van deze specerijen steeds beter ontrafelt, rijst de vraag: hoe kunnen traditioneel kennis en actuele onderzoeksresultaten zinvol worden verbonden? Welke rol spelen kwaliteit, herkomst en juiste opslag voor de effectiviteit? En hoe kunnen we het therapeutische potentieel van specerijen optimaal in ons dagelijks leven integreren? De volgende uiteenzettingen belichten de belangrijkste specerijen uit de ayurvedische traditie in detail - van hun botanische oorsprong tot hun chemische samenstelling en praktische toepassingsmogelijkheden in de keuken en geneeskunde. Het wordt duidelijk: de kennis over de specifieke eigenschappen van individuele specerijen opent geheel nieuwe perspectieven voor hun gerichte gebruik.

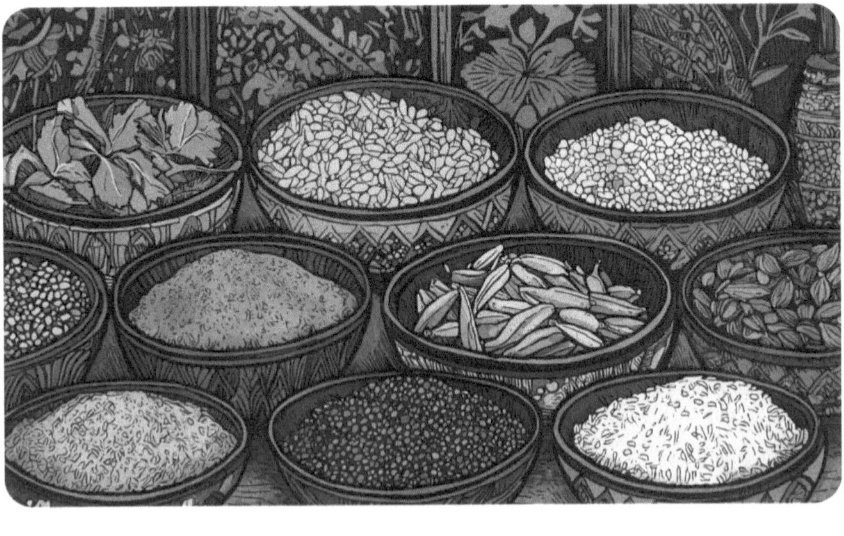

2. 1. 0. Wortelkruiden

Wortelgewassen behoren tot de fascinerendste vertegenwoordigers van de specerijwereld. Maar wat maakt ze zo bijzonder? Hun ondergrondse opslagorganen herbergen een verbazingwekkende verscheidenheid aan bioactieve stoffen, die niet alleen smaakvol, maar ook therapeutisch werkzaam zijn. Hoe verschillen de verschillende wortelgewassen in hun werking? Welke rol spelen ze in de ayurvedische geneeskunde? Van de scherpe gemberwortel tot de goudgele kurkuma en de zoete galanga - elk van deze specerijen heeft zijn eigen verhaal en specifieke eigenschappen ontwikkeld. Daarbij rijst de vraag hoe deze specerijen optimaal kunnen worden ingezet en gecombineerd om hun gezondheidsbevorderende effecten volledig te ontplooien. De moderne wetenschap bevestigt steeds meer de traditionele kennis over wortelgewassen en opent nieuwe perspectieven voor hun toepassing. Een nauwkeuriger beschouwing van deze opmerkelijke planten onthult een fascinerende interactie tussen traditie en innovatie in de specerijkunde.

„Wasabi wordt in de Ayurveda Vajramula genoemd en gewaardeerd om zijn sterk verwarmende eigenschappen."

2. 1. 1. Gember en zijn toepassingen

Gember, een fascinerend wortelkruid met een duizenden jaren oude traditie, behoort tot de meest geconsumeerde specerijen ter wereld [s29]. Het gebruik ervan gaat terug tot de oudheid, waarbij de introductie in het Middellandse Zeegebied al in de 1e eeuw na Christus plaatsvond [s30]. Het ondergrondse rhizoom van deze opmerkelijke plant herbergt een overvloed aan bioactieve componenten die bekend staan om hun diverse gezondheidsvoordelen [s31]. De kenmerkende pittige, bijna peperachtige smaak van gember komt tot zijn recht zonder de intense scherpte van andere specerijen [s31]. In de keuken vind je gember in verschillende vormen - vers, gedroogd, ingelegd, gekonfijt of als poeder [s29]. Een praktische tip voor het bewaren van verse gember: Wikkel het in een vochtige theedoek en bewaar het in de groentelade van de koelkast, zo blijft het tot drie weken vers. Bijzonder opmerkelijk zijn de medische toepassingen van gember. Onderzoek bevestigt de effectiviteit ervan bij verschillende soorten misselijkheid [s32]. Voor zwangere vrouwen met ochtendmisselijkheid wordt bijvoorbeeld aangeraden om een milde gemberthee te bereiden: Giet 2-3 dunne plakjes verse gember met heet water en laat het 5-10 minuten trekken. Ook bij reisziekte heeft gember zijn nut bewezen [s33] - hier kunnen gekonfijte gemberstukjes of gembercapsules preventief voor de reis worden ingenomen. De ontstekingsremmende eigenschappen van gember zijn bijzonder interessant voor mensen met chronische ontstekingsziekten zoals artritis [s34]. Een verkwikkende gember-kurkuma-drank kan hier ondersteunend werken: Combineer een theelepel geraspte verse gember met een snufje kurkuma en zwarte peper in heet water [s35]. Voor de ondersteuning van het immuunsysteem is een combinatie van gember, kaneel en kruidnagel bijzonder geschikt [s31]. Een bijpassende drank is eenvoudig zelf te maken: Kook de specerijen kort in water en geniet ervan warm of gekoeld - afhankelijk van persoonlijke voorkeur. Bij het gebruik van gember moeten enkele belangrijke aspecten in acht worden genomen. Mogelijke bijwerkingen zoals brandend maagzuur, diarree of mondirritaties kunnen vooral bij hoge doses optreden [s33]. Mensen die bloedverdunners, diabetes- of bloeddrukmedicatie gebruiken, dienen voor een regelmatige inname van gember hun arts te raadplegen [s33]. Een interessant aspect van de traditionele keuken is het gebruik van gemberplakjes tussen de gangen door voor smaakreiniging [s30]. Deze praktijk kan eenvoudig in moderne menu's worden geïntegreerd: Serveer dun gesneden, licht gezouten gemberplakjes als Palate Cleanser tussen verschillende gangen. De combinatie van gember met andere specerijen kan zijn positieve eigenschappen versterken. Vooral de verbinding met kurkuma heeft zich bewezen als effectief bij het verminderen van ontstekingen [s35]. Een ayurvedische specerijolie is eenvoudig zelf te maken: Verwarm hoogwaardige kokosolie voorzichtig met geraspte gember en een snufje kurkuma - ideaal voor massages of als kruidenolie. De bioactieve verbindingen in gember, met name de Gingerolen, tonen veelbelovende effecten bij de behandeling van type 2-diabetes door de verbetering van de bloedsuikerspiegel [s35]. Een regelmatige, gematigde consumptie van gember kan hier ondersteunend werken. Voor het optimale gebruik van de gezondheidsvoordelen is de juiste bereiding cruciaal. Verse gember moet voor gebruik grondig gewassen en afhankelijk van het recept geschild worden. Het bewaren van gedroogd gemberpoeder gebeurt het beste in een luchtdichte container op een koele, donkere plaats.

Woordenlijst

bioactief
Natuurlijke stoffen die biologische processen in het lichaam beïnvloeden en een fysiologische werking hebben

Gingerol
De belangrijkste scherpe werkstoffen in gember, chemisch verwant aan capsaïcine uit chili, verantwoordelijk voor de kenmerkende smaak

Palate Cleanser
Een neutraliserende smaakervaring tussen verschillende gangen van een menu, die de smaakpapillen verfrist en voorbereidt op nieuwe smaakindrukken

Rhizoom
Een horizontaal groeiend, ondergronds scheepssysteem van een plant, dat als opslagorgaan dient en nieuwe scheuten kan vormen

2. 1. 2. Kurkuma als geneeskrachtig kruid

Kurkuma, een fascinerend geneeskrachtig kruid met een bijna 4000-jarige traditie [s36], behoort tot de familie van de gemberplanten en komt oorspronkelijk uit Zuidoost-Azië [s37]. De goudgele wortel bevat ongeveer 3% bioactieve verbindingen [s38], die verantwoordelijk zijn voor de opmerkelijke therapeutische eigenschappen. Bijzonder opmerkelijk is de ontstekingsremmende werking van kurkuma, die via verschillende mechanismen wordt gemedieerd [s39]. Bij sporters is aangetoond dat zelfs een lage dosis bewegingsgerelateerde ontstekingen en spierpijn kan verlichten [s40]. Een praktische tip voor atleten: na intensieve training is een kopje Gouden Melk aan te raden - verwarm hiervoor plantaardige melk met een theelepel kurkumapoeder en een snufje zwarte peper. De bioavailability van kurkuma vormt echter een bijzondere uitdaging. Vanwege de slechte absorptie en snelle stofwisseling in het lichaam [s40] is het belangrijk om het kruid op de juiste manier te combineren. De toevoeging van zwarte peper kan de bioavailability met tot wel 2000% verhogen [s40]. Een beproefd recept voor optimale opname: meng kurkumapoeder met een beetje olijfolie en een snufje zwarte peper. In de dermatologie toont kurkuma veelbelovende effecten. Studies tonen verbeteringen aan bij verschillende huidaandoeningen zoals acne, psoriasis en atopische dermatitis [s41]. Voor uitwendig gebruik kunt u een kalmerend gezichtsmasker maken: meng een theelepel kurkumapoeder met yoghurt en een beetje honing. Bij spijsverteringsproblemen en ontstekingsdarmziekten zoals colitis ulcerosa en Morbus Crohn kan kurkuma ook ondersteunend werken [s42]. De geneeskrachtige wortel verbetert de doorlaatbaarheid van de darmwand en beschermt tegen toxines en bacteriën [s37]. Een spijsverteringsbevorderende thee is eenvoudig te bereiden: kook verse kurkumawortel met gember en een kaneelstokje. Opmerkelijk zijn ook de positieve effecten op de hersengezondheid. Kurkuma zou de stemming kunnen verbeteren en de afgifte van "gelukshormonen" bevorderen [s38]. Bij de behandeling van Alzheimer toont een andere actieve stof veelbelovende effecten door ondersteuning van de celreparatie [s38]. De antioxidatieve eigenschappen van kurkuma [s43] maken het een waardevol anti-aging middel. Het beschermt cellen tegen schade en kan tekenen van veroudering verminderen [s38]. Een verjongende drank voor de start van de dag: mix kurkumapoeder met vers geperst sinaasappelsap en een theelepel lijnzaadolie. In het kankeronderzoek toont kurkuma veelbelovende resultaten door de remming van tumorgroei en de bevordering van de apoptose van kankercellen [s36] [s44]. Ook bij de behandeling van de schildklier kan kurkuma door zijn ontstekingsremmende eigenschappen ondersteunend werken [s45]. Ondanks de vele positieve effecten moeten enkele voorzorgsmaatregelen in acht worden genomen. Te hoge doses kunnen maagklachten en misselijkheid veroorzaken [s45]. Mensen met bepaalde aandoeningen of medicijngebruik moeten voor regelmatig gebruik hun arts raadplegen. Voor de optimale werking is regelmatige, gematigde inname in combinatie met ondersteunende stoffen aan te raden [s40]. Een uitgebalanceerde curry-kruidenmix kan zelf worden gemaakt: meng kurkumapoeder met zwarte peper, komijn, koriander en kaneel - ideaal voor de dagelijkse keuken.

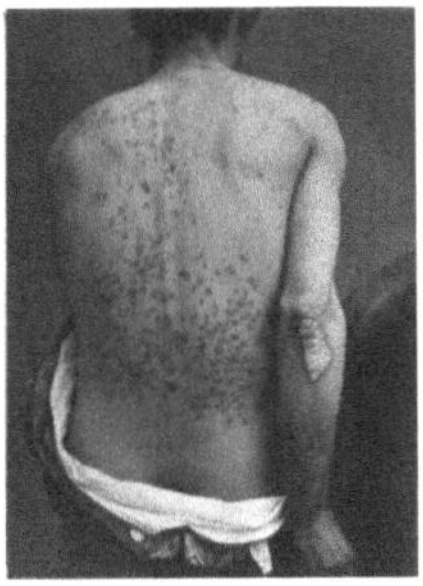

Psoriasis [i4]

Woordenlijst

Apoptose
De geprogrammeerde celdood, een natuurlijk proces voor het verwijderen van beschadigde of niet meer benodigde cellen uit het organisme

Bioverfügbarkeit
Het aandeel van een werkzame stof dat onveranderd in het lichaam wordt opgenomen en beschikbaar is op de werkplek

Colitis ulcerosa
Een chronische darmaandoening waarbij het slijmvlies van de dikke darm herhaaldelijk ontstoken raakt en zweren vormt

Morbus Crohn
Een chronische ontsteking die alle lagen van de darmwand kan aantasten en in alle delen van het spijsverteringskanaal kan optreden

Psoriasis
Een niet-besmettelijke huidaandoening die zich kenmerkt door sterk schilferige, rode huidgebieden

2. 1. 3. Galgant en zijn eigenschappen

Galgant, een fascinerende wortelkruid uit de familie van de Zingiberaceae, is nauw verwant aan gember en kurkuma en wordt vooral gewaardeerd in de Zuidoost-Aziatische keuken [s46]. De wetenschappelijke naam Alpinia galanga wijst op zijn botanische afkomst, waarbij de plant indrukwekkende hoogtes van tot 1,80 meter kan bereiken [s47]. Het rhizom kenmerkt zich door zijn complexe smaak - een unieke combinatie van scherpe, peperachtige en lichtzoete tonen, aangevuld met subtiele hints van dennen en citrusvruchten [s46]. Deze smaakvariëteit maakt galgant tot een waardevol kruid in de moderne keuken. Voor optimaal gebruik dient u ervoor te zorgen dat de rhizomen stevig en onbeschadigd zijn. Bij correcte opslag in de koelkast blijven ze ongeveer een week vers [s47].

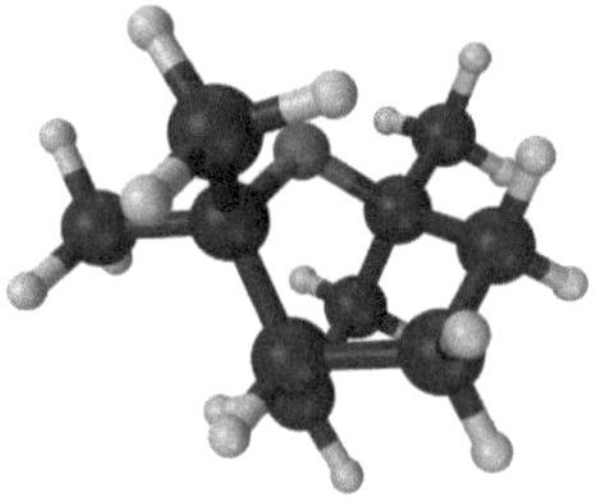

Eucalyptol [i5]

Bijzonder opmerkelijk zijn de diverse medicinale eigenschappen van galgant. De wortel produceert etherische oliën met biologisch actieve verbindingen, waarbij 1,8-Cineool of Eucalyptol tot de belangrijkste fytochemicaliën behoren [s48]. Een praktische tip voor gebruik: bereid een spijsverteringsbevorderende thee door fijn gesneden galgantwortel met heet water te overgieten en 10 minuten te laten trekken. De antioxidatieve eigenschappen van galgant zijn indrukwekkend. De wortel bevat waardevolle stoffen zoals quercetine en galluszuur, die kunnen beschermen tegen infecties en chronische ziekten kunnen voorkomen [s49]. Voor een optimale opname van de antioxidanten wordt de combinatie met vetrijke voedingsmiddelen aanbevolen, aangezien de bioactieve verbindingen vetoplosbaar zijn. In de traditionele geneeskunde wordt galgant gewaardeerd voor een breed scala aan toepassingen. Zijn karminatieve, antipyretische en ontstekingsremmende eigenschappen maken het tot een veelzijdig geneesmiddel [s50]. Een beproefd huismiddeltje bij spijsverteringsproblemen is een mengsel van galgant en limoensap, dat in delen van Zuidoost-Azië als tonic wordt gebruikt [s47]. Interessant is ook de positieve invloed op de hersengezondheid. Galgant kan de alertheid en concentratie verbeteren [s49]. Voor mensen met een hoge mentale belasting wordt een verkwikkende ochtendthee aanbevolen: combineer galgant met groene thee en een schijfje citroen. De antibacteriële en schimmelwerende eigenschappen maken galgant tot een waardevolle ondersteuning van het immuunsysteem [s50]. Bij de eerste tekenen van een verkoudheid kan een galgant-gember-afkooksel nuttig zijn: kook beide wortels kort en voeg wat honing toe. Opmerkelijk zijn ook de potentiële kankervertragende effecten. De antioxidanten in de wortel kunnen mogelijk tumorcellen remmen en hun verspreiding voorkomen [s49]. Voor een preventieve werking wordt de regelmatige integratie van galgant in de dagelijkse voeding aanbevolen. De extractie van de waardevolle etherische oliën kan door moderne technologieën worden geoptimaliseerd, waarbij hun hoge hydrofobie bijzondere aandacht vereist [s48]. Deze oliën vinden diverse toepassingen in de landbouw, voedingsmiddelen, farmacie en persoonlijke verzorging. Voor de hartgezondheid biedt galgant ook interessante perspectieven. De wortel

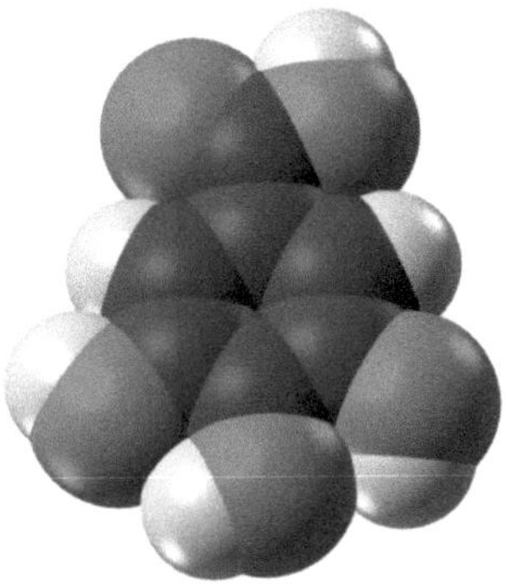

Galluszuur [i6]

kan het cholesterolgehalte verlagen en de bloedcirculatie verbeteren [s46]. Een hartversterkend drankje is eenvoudig te bereiden: combineer galgantpoeder met warm water en een snufje kaneel.

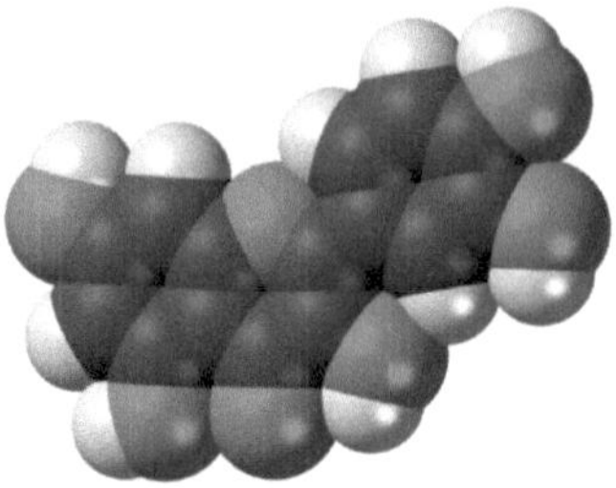

Quercetine [i7]

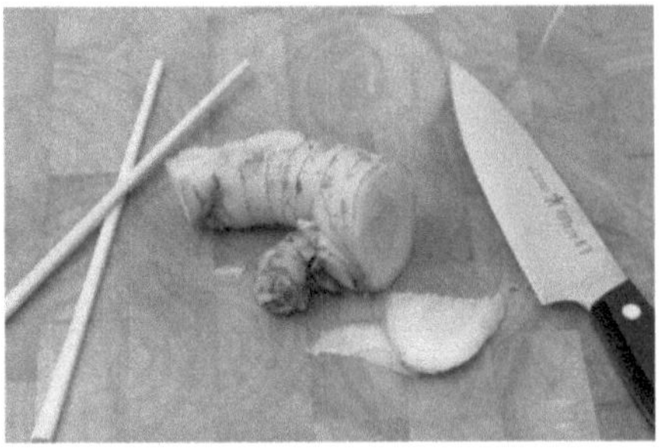

Galigaan [i8]

Woordenlijst

antipyretisch
Een koortsverlagende werking van geneesmiddelen die de lichaamstemperatuur bij verhoogde waarden normaliseert.

Hydrophobie
De eigenschap van stoffen om water af te stoten of zich niet met water te mengen. Deze stoffen worden ook wel waterafstotend of lipofiel genoemd.

karminativ
Een eigenschap van geneesmiddelen die winderigheid en spijsverteringsgassen vermindert en hun uitscheiding bevordert.

Zingiberaceae
Een plantenfamilie van de gembergewassen, waartoe veel aromatische kruidenplanten behoren. De familie omvat ongeveer 50 geslachten en meer dan 1.300 soorten, die voornamelijk in tropische en subtropische gebieden voorkomen.

2. 1. 4. Zoethoutwortel als Kruiden

De zoethoutwortel (Glycyrrhiza glabra) is een fascinerend wortelkruid met een opmerkelijke geschiedenis die teruggaat tot de oudheid [s51]. Het belangrijkste verspreidingsgebied strekt zich uit over Griekenland, Turkije en West-Azië, waar het als een vaste plant wordt gekweekt [s51]. De kenmerkende smaak doet denken aan een mix van anijs en venkel [s52], waarbij de werkzame stof glycyrrhizine verantwoordelijk is voor de intense zoetheid - het is ongeveer 50 keer zoeter dan gewone suiker [s51]. In de keuken kan zoethoutwortel veelzijdig worden gebruikt. Voor de bereiding van een aromatische thee kunt u bijvoorbeeld kleine stukjes van de gedroogde wortel met heet water overgieten en ongeveer 10 minuten laten trekken. De wortel is ook uitstekend voor het verfijnen van desserts of als natuurlijke zoetstof in dranken. Een praktische tip: gebruik de wortel in combinatie met andere kruiden zoals kaneel of steranijs om complexere smaaknuances te creëren.

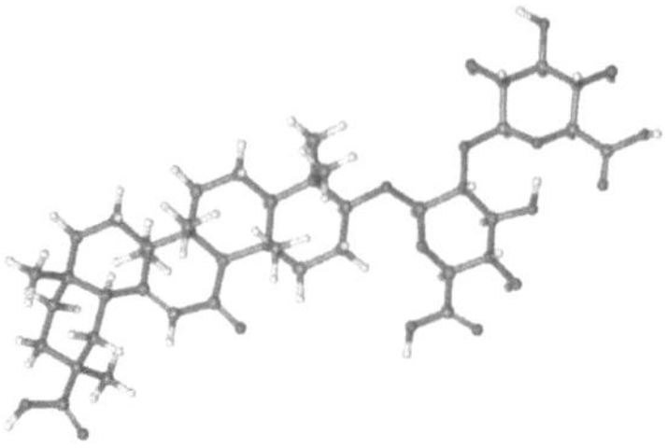

Glycyrrhizine [i9]

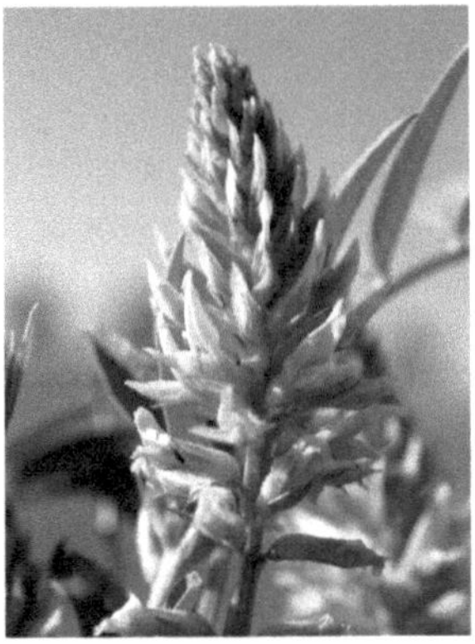

Zoethoutwortel [i10]

De medicinale eigenschappen van zoethoutwortel zijn indrukwekkend veelzijdig. Het heeft ontstekingsremmende, antibacteriële, antivirale en antioxidante eigenschappen [s53]. Bijzonder opmerkelijk is de werking als expectorans - het helpt om overtollig slijm uit de luchtwegen te verwijderen [s51]. Bij verkoudheidssymptomen kunt u een verkwikkende hoestthee bereiden: combineer hiervoor zoethoutwortel met verse gember en een schijfje citroen. In de traditionele Chinese geneeskunde wordt zoethoutwortel gewaardeerd als een adaptogeen, dat de stressbestendigheid van het lichaam verhoogt [s51]. Voor een balancerend effect is het aan te raden regelmatig zoethoutthee te drinken, bij voorkeur 's ochtends of in de vroege middag. Houd er rekening mee dat overmatige inname moet worden vermeden. De wortel wordt ook gebruikt bij de behandeling van maag-darmklachten. Het kan verzachtend werken bij maag- en twaalfvingerige darmzweren [s53]. Een kalmerende spijsverteringsthee is eenvoudig zelf te maken: combineer zoethoutwortel met pepermunt en kamillebloemen. In de cosmetica wordt zoethoutwortel gewaardeerd om zijn huidverhelderende en elasticiteitsverbeterende eigenschappen [s53]. U kunt zelf een verzorgend gezichtsmasker maken door zoethoutwortelpoeder te mengen met honing en een beetje yoghurt. De betekenis van zoethoutwortel in de ayurvedische en Siddha-geneeskunde onderstreept de veelzijdigheid als geneeskrachtig middel [s54]. Traditioneel wordt het daar in verschillende bereidingen gebruikt, vaak in combinatie met andere geneeskrachtige planten. Een klassiek ayurvedisch recept is de combinatie van zoethoutwortel met tulsi (heilig basilicum) en gember als versterkend tonicum. Bij het gebruik van zoethoutwortel zijn er enkele belangrijke aspecten om rekening mee te houden. Voor optimale opslag bewaar je de gedroogde wortels op een koele, droge plaats in een luchtdichte container. De wortels kunnen zo meerdere maanden hun aromatische kracht behouden. De integratie van zoethoutwortel in de moderne voeding biedt spannende mogelijkheden. U kunt bijvoorbeeld een verfrissende zomerdrank creëren door zoethoutthee te combineren met munt en citroen en gekoeld te serveren. Ook als natuurlijke zoetstof in smoothies of desserts kan de wortel creatief worden ingezet.

Woordenlijst

Adaptogeen
Natuurlijke stoffen die het lichaam helpen zich beter aan te passen aan fysieke en emotionele stress en de veerkracht verhogen.

Expektorans
Een werkzame stof of medicijn dat de verwijdering van slijm uit de bronchiën en de longen ondersteunt en het ophoesten vergemakkelijkt.

Glycyrrhizine
Een natuurlijke zoetstof uit de zoethoutwortel, die ook bekend staat als E958 en in de voedingsindustrie als zoetstof wordt gebruikt.

2. 1. 5. Mierikswortel in Ayurveda

In de ayurvedische opvatting wordt mierikswortel (Sanskriet: Vajramula) geclassificeerd als een krachtig kruid met sterk verwarmende eigenschappen [s55]. Zijn intense scherpte en doordringende werking maken het een belangrijk hulpmiddel in de ayurvedische geneeskunde, vooral als het gaat om het stimuleren van het spijsverteringsvuur (agni) en het weer in beweging brengen van stagnante processen in het lichaam. De ayurvedische traditie waardeert mierikswortel vooral om zijn vermogen om het spijsverteringsvuur duurzaam te stimuleren. Dit is vooral merkbaar bij mensen met een trage spijsvertering [s55]. Een beproefde toepassingstip is het bereiden van een spijsverteringsbevorderende kruidenpasta: hiervoor wordt vers geraspte mierikswortel gemengd met een snufje zout en wat citroensap. Slechts een kleine hoeveelheid van deze pasta voor de maaltijd kan de spijsverteringskracht merkbaar verhogen. In de ayurvedische reinigingstherapie speelt mierikswortel een belangrijke rol bij het afvoeren van ama (onverteerde stofwisselingsresten en toxines) [s55]. Zijn doordringende scherpte helpt bij het oplossen en afvoeren van vastzittende afzettingen. Een praktisch advies voor een reinigende toepassing: meng een theelepel vers geraspte mierikswortel met warm water en drink deze mix 's ochtends op een lege maag. Bijzonder opmerkelijk is de werking van mierikswortel bij urineweginfecties [s56]. De aanwezige bioactieve verbindingen kunnen pathogene bacteriën effectief bestrijden en hun binnendringen in de cellen voorkomen. Voor een ondersteunende toepassing bij urineweginfecties wordt aangeraden een therapeutische drank te bereiden: meng een halve theelepel vers geraspte mierikswortel met een glas warm water en wat honing. De ayurvedische geneeskunde benadrukt ook het belang van de juiste dosering en individuele constitutie. Mensen met een dominant pittadosha zouden mierikswortel slechts met mate moeten gebruiken, omdat de verwarmende werking bij hen tot onevenwichtigheden kan leiden. Een balancerend advies: combineer mierikswortel met verkoelende kruiden zoals koriander of munt. Voor de optimale werking en opslag van verse mierikswortel zijn er enkele belangrijke aanwijzingen: de wortel moet stevig en onbeschadigd zijn, geen donkere plekken vertonen en koel bewaard worden. Geraspte mierikswortel verliest snel aan intensiteit, daarom moet deze altijd vers worden bereid. Een praktisch opslagtips: wikkel onbewerkte mierikswortel in een vochtige doek en bewaar deze in de groentelade van de koelkast. De traditionele toepassing van mierikswortel strekt zich ook uit tot de uitwendige toepassing. Bij spierpijn en reumatische klachten kan een mierikswortelkompres verlichting bieden. Hiervoor wordt vers geraspte mierikswortel in een dunne katoenen doek gewikkeld en op de aangedane plekken gelegd - echter nooit langer dan 15 minuten om huidirritaties te voorkomen.

Samenvatting - 2. 1. Wortelkruiden

- Gember werd al in de 1e eeuw na Christus in het Middellandse Zeegebied geïntroduceerd
- De bioactieve gingerolen in gember vertonen veelbelovende effecten bij de behandeling van type 2-diabetes
- Curcuma bevat ongeveer 3% bioactieve verbindingen
- De combinatie van curcuma met zwarte peper verhoogt de biologische beschikbaarheid met tot wel 2000%
- Curcuma bevordert de apoptose van kankercellen en remt de tumorgroei
- Galanga kan hoogtes van tot 1,80 meter bereiken
- 1,8-Cineool/Eucalyptol behoren tot de belangrijkste fytochemicaliën in galanga
- De etherische oliën van galanga kenmerken zich door een hoge hydrofobie
- Glycyrrhizine in zoethoutwortel is ongeveer 50 keer zoeter dan gewone suiker
- Zoethoutwortel werkt als een adaptogeen om de stressbestendigheid te verhogen
- Raap is in het Sanskriet bekend als Vajramula
- De Ayurvedische geneeskunde gebruikt raap voor het ontgiften van Ama (stofwisselingsresten)
- Mensen met een dominant Pitta-Dosha zouden raap slechts met mate moeten genieten

2. 2. 0. Zaden en vruchten

De wereld van zaden en vruchten in de ayurvedische kruidkunde opent een fascinerend spectrum van aroma's, geneeskrachtige effecten en culinaire mogelijkheden. Maar wat maakt deze onopvallende plantendelen zo bijzonder? Hoe ontwikkelen zich uit hen de kenmerkende smaaknuances die onze gerechten vormgeven? Van de "koningin der specerijen" kardemom tot de veelzijdige korianderzaadjes en de alledaagse zwarte peper - elk van deze specerijen heeft zijn eigen verhaal en specifieke eigenschappen. De combinatie van traditioneel kennis en moderne wetenschappelijke inzichten onthult steeds weer nieuwe aspecten van hun werking. Bijzonder interessant is de vraag hoe deze specerijen niet alleen de smaak beïnvloeden, maar ook therapeutische effecten kunnen ontplooien. De volgende hoofdstukken belichten de afzonderlijke specerijen in detail en tonen aan hoe hun veelzijdige eigenschappen optimaal benut kunnen worden.

„Korianderzaad ontwikkelt, in tegenstelling tot de verse bladeren, een volledig eigen, warm-kruidige aroma met lichte citroenachtige tonen."

2. 2. 1. Kardemom en zijn diversiteit

Kardemom, ook wel bekend als de "Koningin der Specerijen" [s57], behoort tot de familie van de gemberplanten (zingiberaceae) en heeft een geschiedenis van gebruik die duizenden jaren teruggaat, tot 4000 v.Chr. [s57]. Deze fascinerende specerijplant, die oorspronkelijk uit India komt [s58], vertoont een opmerkelijke diversiteit die voornamelijk in twee hoofdvarianten kan worden onderverdeeld: de groene kardemom (Elettaria) en de zwarte kardemom (Amomum) [s59]. De plant zelf groeit als een meerjarige kruid met vlezige rhizomen en zwaardvormige bladeren. Haar witte, roze getinte bloemen ontwikkelen zich tot de kenmerkende vruchten [s60]. Bij de teelt is kardemom veeleisend - hij geeft de voorkeur aan gematigd vochtige tot natte grond en gedijt het beste in de halfschaduw [s60]. Veel boeren maken gebruik van duurzame en biologische teeltmethoden [s59], wat bijdraagt aan de hoge kwaliteit van het eindproduct. De verschillen tussen de twee hoofdvarianten zijn opmerkelijk: groene kardemom heeft kleine, driehoekige, lichtgroene peulen en valt op door zijn zoete, bloemige aroma. De zwarte variant daarentegen presenteert zich in grotere, langwerpige, bruine peulen met een karakteristiek rokerig, aards smaak [s59]. Bij groene kardemom worden bovendien drie natuurlijke variëteiten onderscheiden: Malabar, Mysore en Vazhuka [s61]. In de praktische toepassing komt de veelzijdigheid van kardemom bijzonder goed tot uiting. Voor optimale smaakresultaten wordt aangeraden om groene kardemom te gebruiken in desserts, gebak en rijstgerechten. Een praktische tip: maal de zaden pas vlak voor gebruik om het volle aroma te behouden. Zwarte kardemom daarentegen komt volledig tot zijn recht in hartige gerechten zoals vleescurries en soepen [s59]. Een bijzonder populair voorbeeld is het gebruik in de traditionele bereiding van Masala Chai, waar de groene kardemom zijn kenmerkende toets ontwikkelt [s61]. De gezondheidsaspecten van kardemom zijn indrukwekkend divers. De plant bevat belangrijke bioactieve componenten zoals Diindolylmethaan (DIM) en Indol-3-Carbinol (IC3) [s57], die potentiële anti-kanker eigenschappen vertonen. Het aanwezige Cineol ondersteunt het lichaam in de strijd tegen virussen, bacteriën en schimmelinfecties [s62]. In de ayurvedische geneeskunde wordt kardemom traditioneel gebruikt bij verschillende klachten - van spijsverteringsproblemen tot ademhalingsziekten en de behandeling van tandvleesinfecties [s63]. Interessant is dat Guatemala, naast de traditionele Aziatische teeltgebieden, zich heeft gevestigd als een van de belangrijkste producenten en exporteurs, waarbij de Guatemalteekse kwaliteit vaak als superieur wordt beschouwd [s58]. Dit onderstreept het wereldwijde belang van deze waardevolle specerij. Voor de praktische opslag wordt aangeraden om kardemom in luchtdicht afgesloten containers op een koele, donkere plaats te bewaren. De peulen blijven zo langer aromatisch dan gemalen zaden. Een andere praktische tip: voor een intensiever aroma kunnen de kardemompeulen voor gebruik licht geroosterd worden in een droge pan. De combinatie met andere specerijen zoals kaneel, nootmuskaat en kruidnagel [s64] opent verdere smaakdimensies. Een praktisch voorbeeld is de bereiding van traditioneel Garam Masala, waar vooral de zwarte kardemom zijn pittige toets ontwikkelt [s61].

2. 2. 2. Korianderzaad en zijn werking

Korianderzaad, de rijpe vruchten van de koriander (Coriandrum sativum L.), behoren tot de oudste bekende specerijen en kenmerken zich door hun opmerkelijke veelzijdigheid in de traditionele geneeskunde en keuken [s65]. In tegenstelling tot de verse bladeren ontwikkelen de zaden een volledig eigen, warm-kruidige aroma met lichte citrustonen.

De therapeutische werking van korianderzaad is gebaseerd op hun rijke samenstelling van bioactieve stoffen. Bijzonder vermeldenswaardig is hier de etherische olie met zijn belangrijkste bestanddeel Linalool, evenals verschillende polyfenolen, sterolen en tocole [s66]. Deze ingrediënten geven de zaden hun indrukwekkende gezondheidsbevorderende eigenschappen. In de ayurvedische traditie worden korianderzaden bijzonder gewaardeerd bij spijsverteringsproblemen. Ze bevorderen de spijsvertering en kunnen een opgeblazen gevoel en volheid verlichten [s67]. Een beproefde praktijktip is het bereiden van een koriander thee: hiervoor worden ongeveer twee theelepels licht geroosterde, geplette zaden met kokend water overgoten en gedurende 10 minuten laten trekken. Deze thee kan na de maaltijden worden gedronken om de spijsvertering te ondersteunen. Opmerkelijk is ook de ontstekingsremmende werking van korianderzaad [s67]. Deze eigenschap maakt ze bijzonder waardevol bij de behandeling van verschillende ontstekingsziekten. In de traditionele toepassing worden ze bijvoorbeeld gebruikt bij urineweginfecties, ademhalingsziekten en huidproblemen [s65]. Huidige onderzoeken tonen veelbelovende resultaten op het gebied van stofwisselingsregulatie. Korianderzaad kan de bloedsuikerspiegel verlagen en de insulinegevoeligheid verbeteren [s66]. Voor mensen met type 2 diabetes kan de regelmatige inname van korianderzaad daarom ondersteunend werken. Een praktische benadering is de integratie van gemalen korianderzaad in de dagelijkse voeding, bijvoorbeeld als specerij in curry's of als ingrediënt in broodmixen. Bijzondere aandacht verdient ook de positieve werking op het hart- en vaatstelsel. De zaden kunnen bijdragen aan het verlagen van

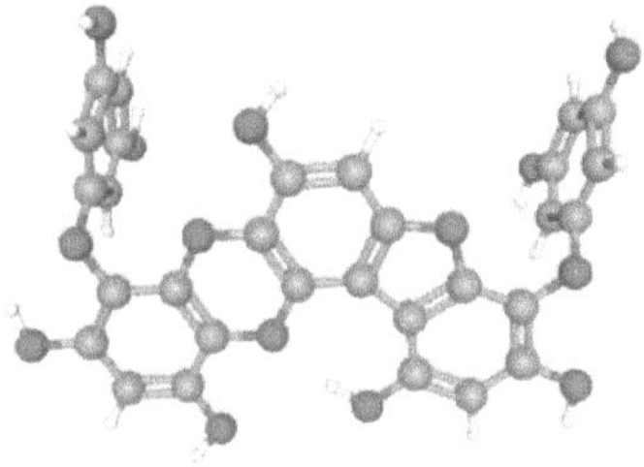

Polyfenolen [i12]

verhoogde cholesterolwaarden en hebben bloeddrukregulerende eigenschappen [s68]. In de keuken kunnen korianderzaden veelzijdig worden gebruikt - van het verfijnen van vlees- en visgerechten tot het aromatiseren van dranken en desserts [s67]. Voor vrouwen zijn korianderzaden bijzonder interessant, omdat ze traditioneel worden gebruikt bij menstruatieklachten en de melkproductie bij borstvoedinggevende moeders kunnen bevorderen [s68]. Een oud huisremedie is hier de combinatie van korianderzaad met venkel en komijn als verkwikkende thee. Voor een optimale benutting van de heilzame eigenschappen is de juiste opslag en verwerking cruciaal. De zaden moeten droog en lichtbeschermd worden bewaard. Om hun volle aroma te ontwikkelen, worden ze het beste kort voor gebruik in een pan zonder vet licht geroosterd en vervolgens in een vijzel verkruimeld. Nieuwere studies wijzen ook op een mogelijk antitumoraal potentieel van korianderzaad [s68]. Hoewel deze onderzoeksresultaten nog verdere onderzoeken vereisen, benadrukken ze de veelzijdige gezondheidsaspecten van deze traditionele specerij. De kalmerende werking van korianderzaad maakt ze tot een waardevol natuurlijk middel bij angststoornissen en slaapproblemen [s65]. Een ontspannende avondritueel-tip is het bereiden van een koriander-lavendelthee voor het slapengaan.

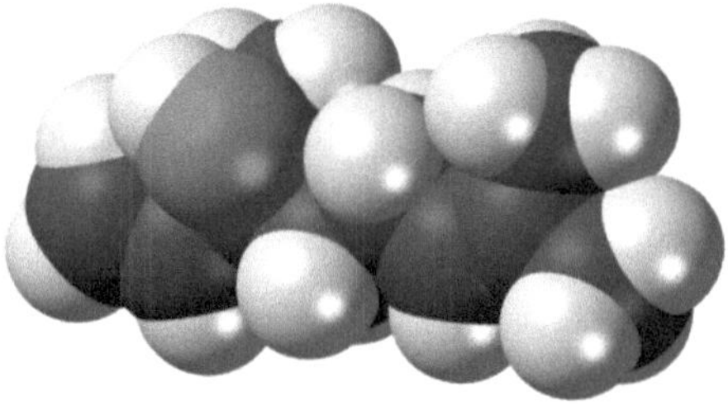

Linalool [i11]

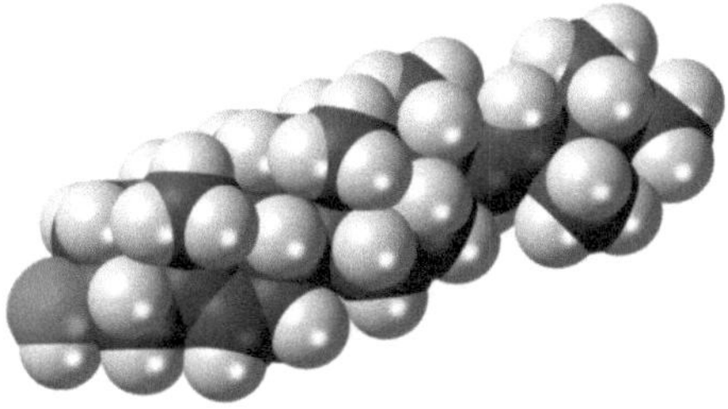

Sterolen [i13]

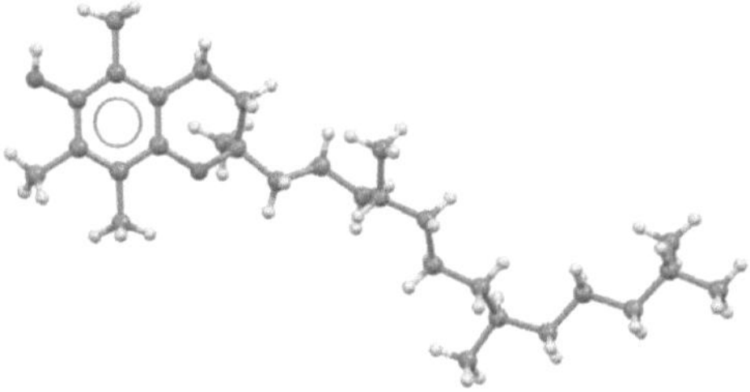

Tocolen [i14]

Woordenlijst

Linalool
Een van nature voorkomend terpenalcohol dat niet alleen in koriander, maar ook in lavendel en basilicum te vinden is. Het heeft een bloemige, frisse noot en wordt in de aromatherapie voor ontspanning gebruikt.

Polyfenol
Secundaire plantaardige stoffen met antioxidatieve werking, die dienen ter bescherming van de plantencellen en in de menselijke voeding een belangrijke rol als radicalenvanger spelen.

Sterol
Plantaardige vetbegeleiders die structureel lijken op cholesterol en in de plantenmembranen een belangrijke rol voor de stabiliteit spelen.

Tocol
Een groep vetoplosbare vitamines, waaronder verschillende vormen van vitamine E. Ze beschermen celmembranen tegen oxidatieve schade.

2. 2. 3. Komijn als basiskruid

Komijn (Cuminum cyminum) behoort tot de oudste en belangrijkste basiskruiden van de Ayurvedische keuken en geneeskunde [s69]. Als eenjarige plant uit de familie van de schermbloemigen produceert het de kenmerkende pittige zaden, die zich onderscheiden door hun unieke aroma - een combinatie van nootachtige en peperachtige tonen [s69] [s70]. In de praktische toepassing komt het bijzondere belang van komijn vooral naar voren bij de bereiding van basisgerechten. Een klassiek voorbeeld is de traditionele rijstbereiding: hier worden de komijnzaden eerst in ghee of olie geroosterd, totdat ze hun volle aroma ontwikkelen, voordat de rijst wordt toegevoegd [s71]. Dit proces, ook wel bekend als "Tadka" of "Chaunk", vormt de aromatische basis van veel gerechten. Het is belangrijk om de zaden niet te lang te roosteren - zodra ze beginnen te geuren en licht verkleuren, hebben ze het optimale punt bereikt. De voedingswaarde van komijn is opmerkelijk. De zaden zijn rijk aan essentiële voedingsstoffen zoals ijzer, zink en koper [s71]. Bijzonder te benadrukken is het hoge ijzergehalte, dat kan bijdragen aan de preventie van ijzertekort [s72]. De aanwezige vezels, eiwitten en gezonde vetten maken komijn tot een waardevol onderdeel van een evenwichtige voeding [s72]. In de Ayurvedische geneeskunde wordt komijn vooral gewaardeerd om zijn spijsverteringsbevorderende eigenschappen [s71]. Bij zware maaltijden helpt het kruid de spijsvertering te ondersteunen en klachten zoals winderigheid te voorkomen. Een praktische tip uit de traditionele toepassing is de bereiding van een spijsverteringsthee: hiervoor worden een theelepel licht geroosterde komijnzaden met heet water overgoten en ongeveer 10 minuten laten trekken. De antioxidatieve eigenschappen van komijn zijn gebaseerd op zijn fenolische verbindingen [s72]. Deze bioactieve stoffen dragen bij aan de gezondheidsvoordelen en ondersteunen de natuurlijke beschermingsmechanismen van het lichaam. In de moderne keuken heeft komijn zich gevestigd als een onmisbaar ingrediënt in kruidenmengsels [s70]. Het geeft curry's, soepen en stoofschotels een kenmerkende smaakdiepte en complexiteit. Voor optimale opslag is het aan te raden om de zaden in een luchtdicht afgesloten container op een koele, donkere plaats te bewaren. Om het volle aroma te behouden, moeten de zaden pas kort voor gebruik worden gemalen. Een praktische keukentip: rooster een grotere voorraad komijnzaden in één keer en bewaar deze in een aparte container - zo heeft u het intense aroma altijd binnen handbereik. In de moderne keuken vindt komijn veelzijdig gebruik, van traditionele gerechten tot innovatieve fusioncreaties. Een populair voorbeeld is de verfijning van hummus of andere dips, waar de geroosterde en gemalen komijn zowel smaak als gezondheidsvoordelen toevoegt [s73].

2. 2. 4. Venkelzaad en toepassing

Venkelzaad, de rijpe vruchten van venkel (Foeniculum vulgare), behoren tot de oudste bekende specerijen en onderscheiden zich door hun veelzijdige toepassingsmogelijkheden in de Ayurvedische geneeskunde en keuken [s74]. Met hun karakteristiek zoete, kruidige en licht bittere smaakprofiel [s74] en hun anijsachtige noot [s75] bieden ze een uniek aroma-spectrum. In de Ayurvedische traditie nemen venkelzaad een bijzondere plaats in, omdat ze als tridoshisch kruid alle drie doshas kunnen harmoniseren [s76] [s74]. Deze balancerende werking maakt ze tot een waardevol therapeutisch hulpmiddel in de holistische gezondheidszorg. Bijzonder opmerkelijk is hun positieve effect op het spijsverteringssysteem - ze versterken het spijsverteringsvuur (agni) en verlichten verschillende gastro-intestinale klachten zoals winderigheid en spijsverteringsstoornissen [s74]. Een traditionele gewoonte in de Indiase cultuur, die gemakkelijk in het moderne dagelijks leven kan worden geïntegreerd, is het kauwen van enkele venkelzaden na de maaltijden [s76]. Deze praktijk ondersteunt niet alleen de spijsvertering, maar draagt ook bij aan de mondgezondheid en kan slechte adem bestrijden [s77]. Voor een praktische uitvoering is het aan te raden om een klein doosje met venkelzaad bij je te dragen. De therapeutische werking van venkelzaad is gebaseerd op hun indrukwekkende voedingssamenstelling. Ze zijn rijk aan vitamines, mineralen en antioxidanten [s74], die bijdragen aan de algemene gezondheid. Hun diuretische en antispasmodische eigenschappen [s76] maken ze tot een waardevol natuurlijk geneesmiddel. Bijzonder interessant is hun vermogen om longstagnatie te verhelpen [s76], wat ze tot een waardevolle ondersteuning bij luchtwegaandoeningen maakt. Voor borstvoedinggevende moeders zijn venkelzaden bijzonder waardevol, omdat ze de melkproductie kunnen bevorderen [s76]. Een beproefde praktijktip is het bereiden van venkelthee: hiervoor worden één tot twee theelepels licht geroosterde zaden met kokend water overgoten en ongeveer 10 minuten laten trekken. Deze thee kan meerdere keren per dag worden gedronken. In de keuken komt de veelzijdigheid van venkelzaad bijzonder goed tot uiting. Ze zijn uitstekend geschikt voor het verfijnen van bonensoepen [s76], waar ze niet alleen qua smaak overtuigen, maar ook hun spijsverteringsbevorderende eigenschappen optimaal tot hun recht komen. Een praktische tip voor de bereiding: de zaden moeten voor gebruik licht geroosterd worden om hun volle aroma te ontplooien. Huidige onderzoeken wijzen erop dat venkelzaad ook ondersteunend kan zijn bij gewichtsreductie, door de stofwisseling te stimuleren en het hongergevoel te verminderen [s74]. Deze eigenschap maakt ze tot een interessant natuurlijk hulpmiddel in het kader van een evenwichtige voeding. De antimicrobiële eigenschappen van venkelzaad [s75] breiden hun toepassingsgebied verder uit. In de praktische toepassing kunnen ze bijvoorbeeld als natuurlijk conserveermiddel in zelfgemaakte kruidenmengsels worden gebruikt. Voor de optimale opslag moeten venkelzaden in een luchtdicht afgesloten container op een koele, donkere plaats worden bewaard. Om hun therapeutische werking en aroma zo goed mogelijk te behouden, is het aan te raden om de zaden pas kort voor gebruik te malen of te vergruisen.

Woordenlijst

antispasmodisch
Een krampstillende werking die onwillekeurige spiercontracties ontspant en verkrampingen verlicht

diuretisch
Een vochtafdrijvende werking die de uitscheiding van water en zouten via de nieren bevordert

tridoshisch
Een eigenschap van geneesmiddelen of voedingsmiddelen die balancerend werkt op alle drie dosha's en daarmee universeel inzetbaar is

2. 2. 5. Zwarte peper als kruid

Zwarte peper (Piper nigrum) is niet alleen het meest gebruikte kruid ter wereld [s78], maar heeft ook een duizenden jaren oude traditie in de ayurvedische geneeskunde die teruggaat tot ongeveer 6000 v.Chr. [s79]. Zijn betekenis weerspiegelt zich in zijn aanzienlijke aandeel in de wereldwijde kruidenhandel, waar het samen met lange peper ongeveer 35% van het handelsvolume uitmaakt [s79]. De kenmerkende scherpe smaak en de therapeutische werking van zwarte peper zijn voornamelijk gebaseerd op het gehalte aan piperine, dat tussen de 3-9% ligt [s79]. Deze bioactieve alkaloïde geeft het kruid niet alleen zijn typische scherpte, maar is ook verantwoordelijk voor zijn diverse fysiologische effecten. Een fascinerend aspect is het vermogen van piperine om de bioavailability van verschillende stoffen te verhogen [s78]. Dit maakt zwarte peper een waardevolle aanvulling, zowel in de keuken als in de geneeskunde. In de praktische toepassing komt het bijzondere belang van zwarte peper vooral tot uiting bij de bereiding van gerechten. Een beproefde keukentip is om de peper pas kort voor het serveren over de gerechten te malen, zodat het volledige aroma het beste tot zijn recht komt. Vooral de combinatie met vette gerechten is interessant, waar de peper niet alleen smaakvol is, maar ook de spijsvertering ondersteunt. De spijsverteringsbevorderende werking van zwarte peper is gebaseerd op zijn vermogen om de secretie van spijsverteringsenzymen te stimuleren [s78]. Een praktische tip uit de ayurvedische traditie is het gebruik van een snufje versgemalen zwarte peper in warm water of thee voor de maaltijden, om de spijsverteringskracht te versterken. De therapeutische eigenschappen van zwarte peper zijn indrukwekkend veelzijdig. Naast zijn spijsverteringsbevorderende werking vertoont het antioxidatieve, ontstekingsremmende en antimicrobiële eigenschappen [s78]. In de ayurvedische geneeskunde wordt het traditioneel gebruikt voor de behandeling van intermitterende koorts en ter bevordering van de galsecretie [s79]. Bijzondere aandacht verdient de eigenschap van zwarte peper om de bioavailability van verschillende stoffen te verhogen [s79]. Dit maakt het een waardevolle aanvulling voor de opname van voedingsstoffen, maar vereist ook voorzichtigheid bij gelijktijdige inname van medicijnen, omdat hun werking mogelijk versterkt kan worden [s78]. Voor optimale opslag is het aan te raden om zwarte peper in de vorm van hele korrels te kopen en in een luchtdichte container op een koele, donkere plaats te bewaren. Een praktische tip voor de keuken: investeer in een hoogwaardige pepermolen met instelbare maalgraad, om afhankelijk van het gerecht de optimale korrelgrootte te bereiken. Huidige onderzoeken wijzen ook op positieve effecten van zwarte peper op het zenuwstelsel en de energiehuishouding [s78]. Hoewel deze bevindingen nog verdere wetenschappelijke bevestiging vereisen, onderstrepen ze het potentieel van dit traditionele kruid in de moderne gezondheidszorg. De thermogene eigenschappen van piperine [s79] maken zwarte peper tot een interessante ingrediënt voor mensen die hun stofwisseling op een natuurlijke manier willen ondersteunen. Een praktische benadering is de integratie van versgemalen zwarte peper in de dagelijkse voeding, bijvoorbeeld als smaakmaker voor salades of warme gerechten.

Woordenlijst

Alkaloïde
Een groep van stikstofhoudende organische verbindingen van plantaardige oorsprong, die vaak een sterke fysiologische werking op het menselijk lichaam hebben

Piperine
Een natuurlijke werkstof uit de groep van alkaloïden, die naast peper ook in andere pepersoorten voorkomt en op de tong speciale receptoren activeert die het typische scherptegevoel opwekken

thermogen
Verwijst naar stoffen of processen die bijdragen aan de warmteproductie in het lichaam en het basaal metabolisme kunnen verhogen

Samenvatting - 2. 2. Zaden en vruchten

- Kardemom behoort tot de familie van de gemberplanten en wordt sinds 4000 v.Chr. gebruikt. Guatemala heeft zich naast Azië gevestigd als toonaangevende producent van kardemom. Kardemom bevat bioactieve componenten zoals diindolylmethaan en indol-3-carbinol met anti-kanker eigenschappen. Korianderzaad bevat linalool als belangrijkste bestanddeel van de etherische olie. De zaden kunnen de bloedsuikerspiegel verlagen en de insulinegevoeligheid verbeteren. Recentere studies wijzen op het antitumorale potentieel van korianderzaad. Komijn wordt traditioneel in het "Tadka"-proces in ghee geroosterd. De fenolische verbindingen in komijn zijn verantwoordelijk voor de antioxidatieve werking. Venkelzaad werkt als een tridoshisch kruid dat harmoniserend werkt op alle drie de dosha's. De diuretische en antispasmodische eigenschappen maken venkel tot een waardevol geneesmiddel. Zwarte peper maakt ongeveer 35% van de wereldwijde specerijenhandel uit. Het piperine-gehalte van 3-9% is verantwoordelijk voor de fysiologische effecten. Piperine verhoogt de biologische beschikbaarheid van verschillende stoffen in het lichaam. De thermogene eigenschappen van piperine ondersteunen de stofwisseling.

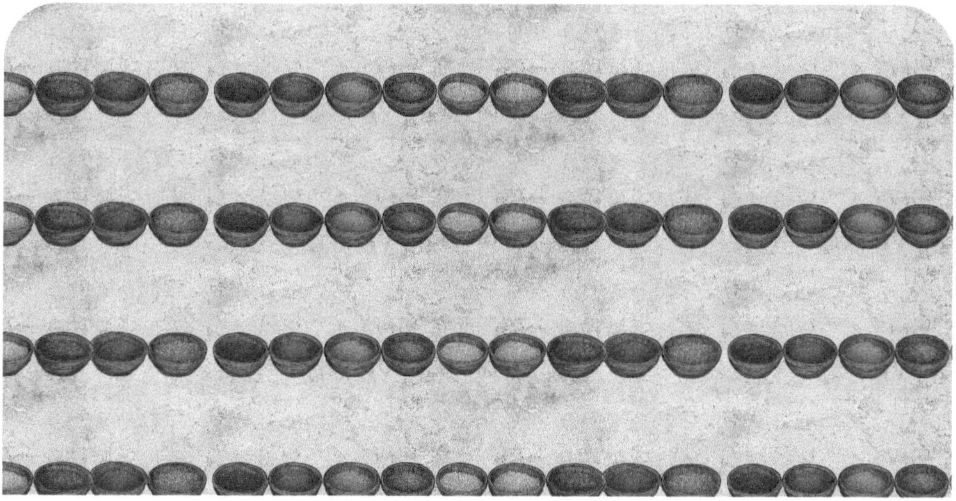

2. 3. 0. Schors en bloemen

Schors en bloemen - wat maakt deze plantendelen tot zulke bijzondere specerijen? Van de kostbare kaneelschors tot de waardevolle saffraandraadjes biedt de natuur een verbazingwekkende verscheidenheid aan aromatische schatten. Maar welke biochemische processen geven hen hun kenmerkende eigenschappen? Hoe ontplooien ze hun therapeutische werking in het menselijk lichaam? De geschiedenis van deze specerijen is nauw verbonden met de ontwikkeling van verschillende geneeskundige tradities. Terwijl sommige, zoals kaneelschors en kruidnagel, al duizenden jaren zowel als geneesmiddel als culinaire smaakmaker worden gewaardeerd, hebben anderen, zoals saffraan, hun weg gevonden naar de moderne geneeskunde. De volgende hoofdstukken belichten de fascinerende eigenschappen van deze specerijen - van hun chemische samenstelling tot traditionele toepassingen en actuele wetenschappelijke inzichten. Een bijzondere focus ligt daarbij op hun praktische gebruik in de keuken en de geneeskunde.

„Voor een pond (450 gram) saffraan zijn de stigma's van ongeveer 75.000 bloemen nodig, die uitsluitend met de hand moeten worden geoogst.“

---

2. 3. 1. Kaneelschors en zijn gebruik

De kaneelschors, gewonnen uit de binnenste schors van bomen van het geslacht Cinnamomum, behoort tot de oudste en veelzijdigste specerijen ter wereld [s80]. De karakteristieke warme, zoete smaak en het aangenaam geurige aroma [s81] maken het een onmisbaar onderdeel van zowel culinaire als therapeutische toepassingen. In de keuken vindt de kaneelschors veelzijdige toepassingen. Vooral in gebak, zoetigheden en dranken komt het volledige aromapotentieel tot zijn recht [s81]. Om het beste aroma te verkrijgen, moet je hele kaneelstokjes pas kort voor gebruik malen. Bij de bereiding van warme dranken zoals chai of glühwein kun je de kaneelstokjes ook direct meekoken en daarna verwijderen. De medische betekenis van de kaneelschors is indrukwekkend en wetenschappelijk goed gedocumenteerd. Traditioneel wordt het gebruikt voor de behandeling van spijsverteringsproblemen zoals kolieken, diarree en winderigheid [s82]. Bij lichte maagklachten kun je bijvoorbeeld een kaneelthee maken door een kaneelstokje ongeveer 10 minuten in heet water te laten trekken. Echter, zwangere vrouwen moeten voorzichtig zijn, omdat kaneelthee weeën kan opwekken [s83]. Bijzonder opmerkelijk zijn de positieve effecten op de stofwisseling. Wetenschappelijke studies tonen aan dat kaneelschors de insulinegevoeligheid verbetert en de bloedsuikerspiegel bij diabetici kan verlagen [s80]. Voor mensen met type 2-diabetes kan de regelmatige inname van een kleine hoeveelheid kaneel (ongeveer 1/4 tot 1/2 theelepel) bij de maaltijden ondersteunend werken.

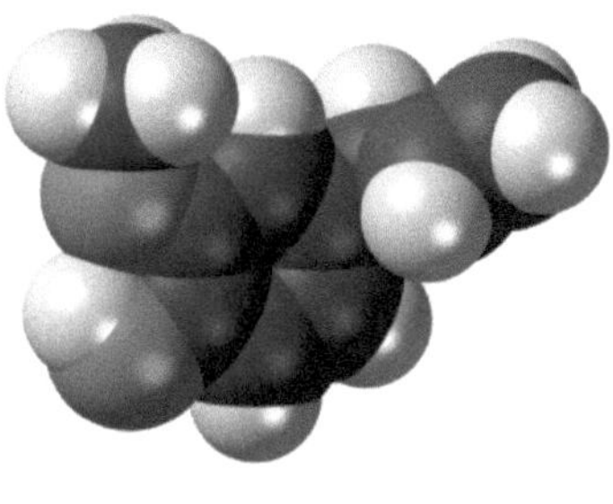

Eugenol [i15]

De chemische samenstelling van de kaneelschors is complex en bevat belangrijke werkzame stoffen zoals trans-Cinnamaldehyd, Eugenol en linalool [s80]. Deze verbindingen zijn verantwoordelijk voor de diverse gezondheidsvoordelen, waaronder antimicrobiële, antioxidante en ontstekingsremmende effecten [s80]. Om deze eigenschappen optimaal te benutten, kun je kaneel bijvoorbeeld in je ochtendmuesli of smoothies verwerken. In de traditionele geneeskunde wordt Cinnamomi cortex gebruikt om de bloedcirculatie te verbeteren [s84]. Recente onderzoeken tonen veelbelovende resultaten bij de behandeling van goedaardig prostaat syndroom, waarbij de kaneelschors de prostaatgrootte kan verminderen [s84]. Deze bevindingen openen nieuwe therapeutische mogelijkheden. De cosmetica-industrie maakt gebruik van de antiseptische eigenschappen van de kaneelschors in mondspoelingen, tandpasta, lotions en zeep [s82]. Je kunt ook zelf een natuurlijke mondspoeling maken door een sterke kaneelthee te zetten en deze na het afkoelen te gebruiken om te spoelen. Een ander fascinerend aspect is de hepato-protectieve werking van de kaneelschors, die de lever kan beschermen tegen schade [s80]. Deze eigenschap maakt het een waardevol onderdeel van een gezondheidsbewuste voeding. Bij het gebruik van kaneel is het belangrijk om op kwaliteit en herkomst te letten. De verschillende kaneelsoorten verschillen in smaak en aroma [s81], waarbij Ceylon-kaneel (Cinnamomum zeylanicum) vaak als de hoogst gewaardeerde variant wordt beschouwd. Voor dagelijks gebruik is het aan te raden om het in een luchtdichte container op een donkere, koele plaats te bewaren om het aroma optimaal te behouden. Bijna elk deel van de kaneelboom heeft een medische of culinaire toepassing, van de bladeren tot de bloemen en de wortels [s80]. De etherische olie die uit de schors wordt gewonnen, is een belangrijk bestanddeel in voedingsmiddelen, likeuren, parfums en geneesmiddelen [s81].

2. 3. 2. Kruidnagels als geneeskrachtig kruid

De gedroogde bloemknoppen van kruidnagels behoren tot de meest effectieve geneeskrachtige kruiden in de traditionele geneeskunde [s85]. Hun indrukwekkende therapeutische breedte maakt ze tot een waardevol onderdeel van de holistische gezondheidszorg en behandeling van verschillende klachten. Bijzonder opmerkelijk is het uitzonderlijk hoge gehalte aan antioxidanten, dat kruidnagels aan de top van alle onderzochte kruiden en specerijen plaatst [s86]. Deze sterke antioxidatieve werking maakt ze tot een effectief middel in de strijd tegen vrije radicalen en oxidatieve stress. Om van deze eigenschappen te profiteren, kunt u dagelijks een kleine hoeveelheid gemalen kruidnagels door uw smoothie of muesli mengen. Al een mespuntje is voldoende om te profiteren van de gezondheidsbevorderende effecten. De pijnstillende en antiseptische eigenschappen van kruidnagels [s85] maken ze tot een beproefd huismiddel bij tandpijn en ontstekingen in de mondholte. U kunt bijvoorbeeld een geconcentreerde kruidnagelthee bereiden en daarmee meerdere keren per dag uw mond spoelen. Hiervoor overgiet u 3-4 hele kruidnagels met kokend water en laat u het 10 minuten trekken. Alternatief kan bij acute tandpijn ook een enkele kruidnagel voorzichtig op de pijnlijke plek worden gelegd. In de traditionele geneeskunde worden kruidnagels al eeuwenlang gebruikt voor de behandeling van verschillende klachten [s87]. Hun winderigheid verlichtende werking maakt ze tot een effectief middel bij spijsverteringsproblemen [s85]. Een verkwikkende spijsverteringsthee is eenvoudig zelf te maken: combineer 2-3 kruidnagels met een schijfje verse gember en een kaneelstokje, overgiet de mix met heet water en laat het 5-7 minuten trekken. De farmacologische effecten van kruidnagels zijn veelzijdig en wetenschappelijk goed gedocumenteerd [s87]. Hun ontstekingsremmende eigenschappen kunnen ondersteunend werken bij verschillende aandoeningen. Om deze werking optimaal te benutten, is een regelmatige, maar gematigde toepassing in de dagelijkse keuken aan te raden. Kruidnagels harmoniseren bijvoorbeeld uitstekend met wintergroenten zoals rode kool of kunnen worden gebruikt om marinades op smaak te brengen. Bij het gebruik van kruidnagels als geneesmiddel is het belangrijk om op kwaliteit en dosering te letten. Hele kruidnagels moeten donker, droog en luchtdicht worden bewaard om hun waardevolle ingrediënten te behouden. Voor de meeste toepassingen zijn al kleine hoeveelheden voldoende, aangezien kruidnagels zeer intens zijn. Bij het bereiden van geneeskrachtige theeën moeten niet meer dan 3-4 kruidnagels per kopje worden gebruikt. De veelzijdige toepassingsmogelijkheden van kruidnagels in verschillende traditionele geneeskundesystemen [s86] getuigen van hun bijzondere betekenis als geneeskrachtig kruid. Van de ayurvedische tot de traditionele Chinese geneeskunde worden ze gewaardeerd en vinden ze toepassing in verschillende geneesmiddelenbereidingen. Deze eeuwenoude ervaring wordt bevestigd en uitgebreid door moderne wetenschappelijke inzichten. Voor een optimale werking moeten kruidnagels bij voorkeur vers gemalen worden gebruikt. Hele kruidnagels kunt u indien nodig in een specerijenmolen of vijzel malen. Zo blijven de waardevolle etherische oliën en werkzame stoffen zo goed mogelijk behouden. In de keuken kunt u kruidnagels ook creatief gebruiken, bijvoorbeeld in pittige chutneys of hartige sauzen, om hun gezondheidsbevorderende eigenschappen met culinaire genot te combineren.

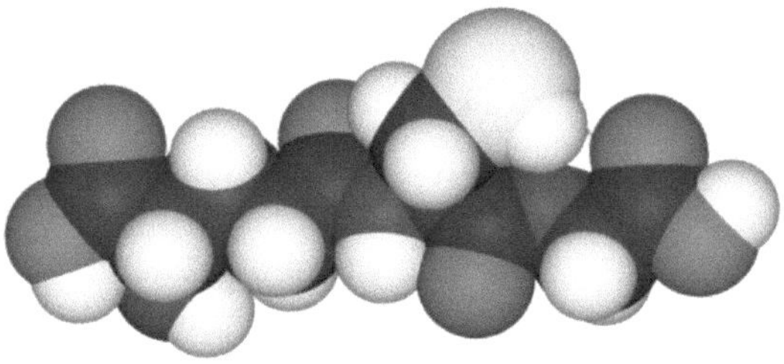

Antioxidanten [i16]

Woordenlijst

Antioxidanten

Natuurlijke stoffen die schadelijke chemische verbindingen in het lichaam neutraliseren en cellen tegen schade kunnen beschermen. Ze spelen een belangrijke rol bij het voorkomen van verouderingsprocessen.

antiseptisch

Eigenschap die de groei en vermenigvuldiging van micro-organismen zoals bacteriën en schimmels remt of deze doodt.

farmacologisch

Verwijst naar de wetenschap van de werking van stoffen op levende organismen, met name hoe deze in het lichaam worden opgenomen, verwerkt en uitgescheiden.

2. 3. 3. Muskaatbloem en haar eigenschappen

De muskaatbloem, een fascinerende specerij uit de Molukken-regio van Indonesië, is botanisch gezien niet echt een bloem, maar de gedroogde zaadmantel (Arillus) van de muskaatnoot [s88]. Deze felrode, vlezige omhulsel omringt de eigenlijke muskaatnootkern en verandert bij het drogen in een geelbruine, broze structuur [s89]. De muskaatnootboom, een tot 10 meter hoge altijdgroene boom, produceert grote, ovale vruchten die ons gelijk twee waardevolle specerijen schenken [s90]. De bloemen van de boom vertonen een interessante geslachtsverdeling - ze zijn meestal eenhuizig en tweehuizig, waarbij de vrouwelijke bloemen unicarpellat en uniovulat zijn, terwijl de mannelijke uit 2-60 samengevoegde Antheren bestaan [s89]. De hoofd oogsttijd strekt zich uit van juni tot augustus [s91].
De chemische samenstelling van de muskaatbloem is indrukwekkend divers. Ze bevat belangrijke bioactieve verbindingen zoals vitamines, Carotinoïden, Terpenoïden, alkaloïden, flavonoïden en fenolen [s92]. Deze ingrediënten geven de muskaatbloem haar kenmerkende therapeutische eigenschappen. Om deze waardevolle ingrediënten optimaal te benutten, moet u de muskaatbloem altijd donker en luchtdicht afgesloten bewaren. Het smaakprofiel van de muskaatbloem verschilt aanzienlijk van dat van de muskaatnoot - het is zachter en bloemiger [s88]. De smaak wordt beschreven als scherp en licht bitter, met een warme, nootachtige en subtiel zoete toets [s91] [s93]. Voor de beste aroma-ontwikkeling is het aan te raden om de muskaatbloem pas kort voor gebruik te malen of te raspen. In de ayurvedische traditie wordt de muskaatbloem een balancerende werking op Vata- en Kapha-Dosha's toegeschreven, waarbij bij overmatig gebruik een versterking van het Pitta-Dosha in acht moet worden genomen [s93]. Voor een evenwichtige ayurvedische toepassing is een gematigde dosering van maximaal een mespunt per portie aan te raden. De therapeutische eigenschappen van de muskaatbloem zijn veelzijdig en wetenschappelijk gedocumenteerd. Ze heeft een antimicrobiële, antioxidatieve, schimmelwerende, krampstillende en leverbeschermende werking [s92]. Bij reisziekte kan het kauwen of zuigen op kleine hoeveelheden muskaatbloem verlichting bieden [s90]. Ook bij spijsverteringsproblemen, met name bij winderigheid, kan de muskaatbloem nuttig zijn. In de praktische toepassing kan de muskaatbloem veelzijdig worden ingezet. Voor een spijsverteringsbevorderende thee kunt u een mespunt gemalen

muskaatbloem met heet water overgieten en 5-7 minuten laten trekken. In de keuken harmoniseert ze bijzonder goed met hartige gerechten, sauzen en soepen. Daarbij geldt: minder is meer, aangezien het intense aroma al in kleine hoeveelheden tot zijn recht komt. De parfumindustrie waardeert de muskaatbloem vanwege haar kenmerkende geur [s90]. U kunt ook zelf een ontspannend aromabad bereiden door enkele druppels muskaatbloemolie aan het badwater toe te voegen. Dit kan vooral 's avonds bijdragen aan ontspanning. Voor de optimale kwaliteit moet u bij de aankoop letten op het uiterlijk - verse, kwalitatief hoogwaardige muskaatbloem moet door zijn natuurlijke olie-inhoud een lichte glans vertonen [s88]. Bewaar de specerij het beste in een luchtdichte container op een koele, donkere plaats om de waardevolle ingrediënten te beschermen.

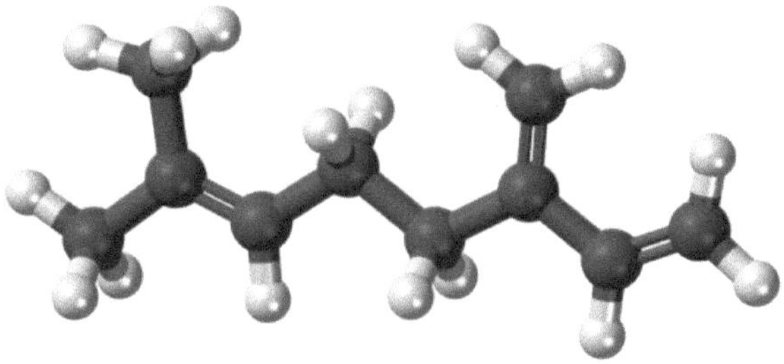

Terpenoïden [i17]

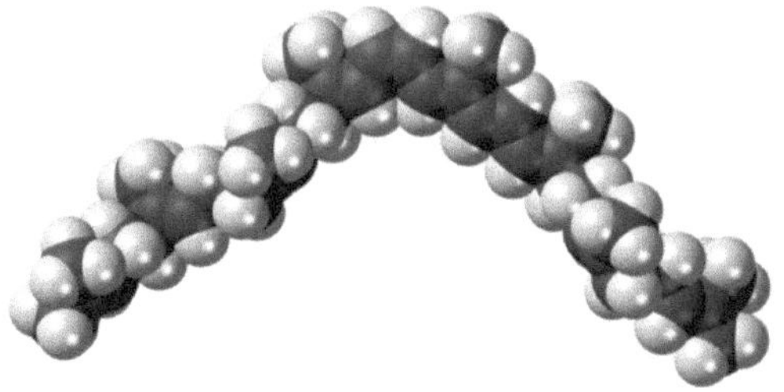

Carotenoïden [i18]

Woordenlijst

Anthere
Stuifmeelzakken van een bloem, waarin de mannelijke geslachtscellen (stuifmeel) worden gevormd. Ze bevinden zich aan het einde van de meeldraden.

Arillus
Een vlezige zaadmantel die bij sommige planten de zaden omgeeft. Het ontwikkelt zich na de bevruchting uit de navelstreng en dient vaak voor verspreiding door dieren.

Carotinoid
Natuurlijke kleurstoffen die verantwoordelijk zijn voor gele tot rode kleuringen en als antioxidanten werken. Ze zijn vetoplosbaar en hittebestendig.

Terpenoid
Natuurlijke plantaardige stoffen die verantwoordelijk zijn voor geur en smaak en vaak antibacteriële en ontstekingsremmende eigenschappen vertonen.

unicarpellat
Beschrijft een bloem die slechts één enkel vruchtblad heeft, wat een evolutionaire bijzonderheid bij planten vertegenwoordigt.

uniovulat
Verwijst naar vruchtknopen die slechts één enkele zaadknop bevatten, wat typisch is voor bepaalde plantenfamilies.

2. 3. 4. Saffraan als kostbaar kruid

Saffraan, gewonnen uit de stigma's van de bloemen van de Crocus sativus, wordt beschouwd als het kostbaarste en duurste kruid ter wereld [s94]. Zijn exclusiviteit is te danken aan het arbeidsintensieve oogstproces - voor één enkel pond (ongeveer 450 gram) saffraan zijn de stigma's van ongeveer 75.000 bloemen nodig, die uitsluitend met de hand kunnen worden geoogst [s94]. De geschiedenis van de saffraanproductie gaat ver terug, met traditionele teeltgebieden in Klein-Azië en Spanje [s95]. De kenmerkende rood-oranje stigma's bevatten waardevolle stoffen zoals etherische oliën met de belangrijkste component Picrocrocin en de kleurstof Crocin [s94]. Deze componenten geven saffraan niet alleen zijn intense kleurkracht, maar ook zijn onmiskenbare aroma. In de keuken wordt saffraan op verschillende manieren gebruikt, vooral in de mediterrane en Aziatische keuken. Zijn vermogen om gerechten een heldere gele kleur te geven, maakt het een onmisbaar onderdeel van klassieke gerechten zoals paella, bouillabaisse en verschillende curry-variaties [s95]. Voor de optimale aroma-ontwikkeling is het aan te raden om de saffraandraadjes voor gebruik in een beetje warm water of bouillon te weken. Slechts enkele draadjes zijn voldoende om een gerecht de kenmerkende kleur en het typische aroma te geven. De historische medische betekenis van saffraan is opmerkelijk. In de traditionele geneeskunde werd het gebruikt als antidotum bij vergiftigingen, ter bevordering van de spijsvertering en als afrodisiacum gewaardeerd [s95]. De gele kleur van het kruid leidde in de traditionele signaturenleer tot de veronderstelling dat saffraan nuttig zou kunnen zijn bij de behandeling van geelzucht [s95]. Voor de opslag van saffraan is bijzondere zorg vereist om zijn waardevolle eigenschappen te behouden. De opslag moet plaatsvinden in een luchtdichte, lichtbeschermde container. Bij de dosering is voorzichtigheid geboden - te veel saffraan kan de smaak van een gerecht bitter en onaangenaam maken. Als vuistregel geldt: voor vier porties van een rijstgerecht zijn al 8-10 saffraandraadjes voldoende. Bij de aankoop van saffraan is bijzondere aandacht vereist, aangezien er door de hoge prijs vaak vervalsingen in omloop zijn. Echte saffraan moet een intense rood-oranje kleur hebben en een karakteristiek kruidige, licht bittere geur verspreiden. De draadjes moeten aan één uiteinde verdikt zijn en aan de andere kant trompetvormig geopend zijn. Moderne onderzoeken bevestigen veel van de traditionele toepassingen, hoewel saffraan tegenwoordig in de geneeskunde nauwelijks therapeutisch wordt gebruikt [s95]. Het gebruik beperkt zich voornamelijk tot de culinaire sfeer, waar het nog steeds als de koning der kruiden wordt beschouwd en bijzondere gerechten een exquise toets geeft. Voor de bereiding van een traditioneel saffraanrisotto wordt de volgende werkwijze aanbevolen: de saffraandraadjes worden in een beetje warme witte wijn of bouillon geweekt, terwijl de risotto op klassieke wijze wordt bereid. De saffraan-vloeistof wordt pas tegen het einde van de kooktijd toegevoegd om het volle aroma te behouden en de kenmerkende goudgele kleur te ontwikkelen.

2. 3. 5. Steranijs en zijn werking

De steranijs, met zijn kenmerkende achtpuntige stervorm, is een fascinerende vrucht die afkomstig is van een tropische boom uit Azië [s96]. De indrukwekkende combinatie van therapeutische eigenschappen en culinaire veelzijdigheid maakt het een waardevolle specerij in de traditionele geneeskunde en de moderne keuken. De chemische samenstelling van steranijs is bijzonder opmerkelijk. De vruchten zijn rijk aan etherische oliën, evenals terpenoid en fenolische verbindingen, die bekend staan om hun antiseptische eigenschappen [s97]. Deze ingrediënten geven de steranijs zijn diverse therapeutische effecten. Om de waardevolle etherische oliën optimaal te behouden, moet u steranijs altijd in een luchtdicht afgesloten container op een koele, donkere plaats bewaren. Bijzonder te benadrukken is de spijsverteringsbevorderende werking van steranijs. Het heeft zowel karminative als <u>spasmolytische</u> eigenschappen, die verlichting kunnen bieden bij spijsverteringsproblemen [s96] [s97]. Bij winderigheid of een vol gevoel kunt u bijvoorbeeld een verkwikkende thee bereiden: giet kokend water over een steranijs en laat het 10 minuten trekken. Deze thee kan na de maaltijden worden gedronken om de spijsvertering te ondersteunen. Een ander fascinerend aspect van steranijs is de antivirale werking. Wetenschappelijke studies hebben aangetoond dat het een chemische verbinding bevat die wordt gebruikt voor de ontwikkeling van antivirale medicijnen [s98]. De sterkste antivirale effecten zijn waargenomen bij oliën die rijk zijn aan bepaalde chemische verbindingen - een eigenschap die ook op steranijs van toepassing is [s98]. Deze bevindingen maken het een veelbelovende natuurlijke alternatieve therapie in de antivirale behandeling. Bij reumatische klachten kan de olie van steranijs verlichting bieden [s99]. U kunt bijvoorbeeld een massage met verdunde steranijsolie uitvoeren om pijnlijke gewrichten te behandelen. Zorg ervoor dat u de olie altijd met een geschikt draagolie verdunt en eerst op een klein stukje huid test. De antiseptische eigenschappen van steranijs

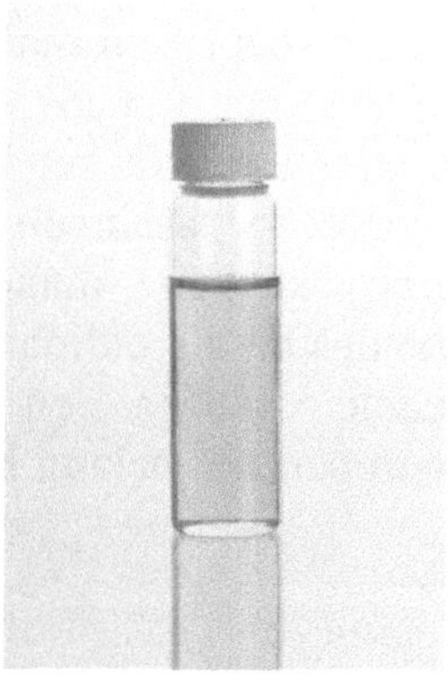

etherische oliën [i19]

maken het ook een effectief natuurlijk middel tegen een slechte adem [s99]. U kunt na de maaltijd steranijsthee drinken of gorgelen met afgekoelde steranijsthee voor een frisse adem. Bij het gebruik van steranijs is echter voorzichtigheid geboden, vooral bij kinderen onder de 6 jaar. Het gebruik moet in deze leeftijdsgroep alleen onder professionele supervisie plaatsvinden, omdat er door mogelijke verontreinigingen met een toxische variant bijwerkingen kunnen optreden [s97]. Let bij de aankoop daarom extra op de kwaliteit en koop steranijs alleen van vertrouwde bronnen. Voor culinaire toepassingen is steranijs uitstekend geschikt in Aziatische gerechten, soepen en marinades. Een traditionele tip: voeg een hele steranijs toe tijdens het koken van rijst - dit geeft het een subtiele, aangenaam kruidige smaak. Na het koken wordt de steranijs eenvoudig verwijderd. De veelzijdige toepassingen van steranijs in de traditionele geneeskunde en moderne keuken maken het een waardevolle specerij die zowel therapeutische als culinaire voordelen biedt. De complexe samenstelling van werkzame stoffen en de wetenschappelijk bewezen eigenschappen onderstrepen het belang ervan als geneeskrachtige specerij.

Woordenlijst

spasmolytisch

Beschrijft de krampstillende werking van geneesmiddelen op de gladde spieren, vooral in het maag-darmgebied

Samenvatting - 2. 3. Schors en bloemen

- Cassia bevat de werkzame stoffen trans-cinnamaldehyde, eugenol en linalool, die verantwoordelijk zijn voor antimicrobiële en antioxidatieve effecten.
- Cassia kan de insulinegevoeligheid verbeteren en de bloedsuikerspiegel bij diabetici verlagen.
- Cassia vertoont hepatoprotectieve werking ter bescherming van de lever.
- Kruidnagel heeft het hoogste antioxidantengehalte van alle onderzochte specerijen en kruiden.
- De bloemen van de nootmuskaatboom zijn eenhuizig en tweehuizig, met unicarpellaire en uniovulaten vrouwelijke bloemen.
- Nootmuskaatbloem bevat bioactieve verbindingen zoals carotenoïden, terpenoïden, alkaloïden en flavonoïden.
- Voor een pond saffraan zijn de stigma's van ongeveer 75.000 bloemen nodig.
- Saffraan bevat de kleurstof crocine en de aromatische stof picrocrocin.
- Saffraan werd historisch gebruikt als antidotum bij vergiftigingen.
- Steranijs heeft carminatieve en spasmolytische eigenschappen.
- De antivirale effecten van steranijs worden gebruikt voor de ontwikkeling van medicijnen.

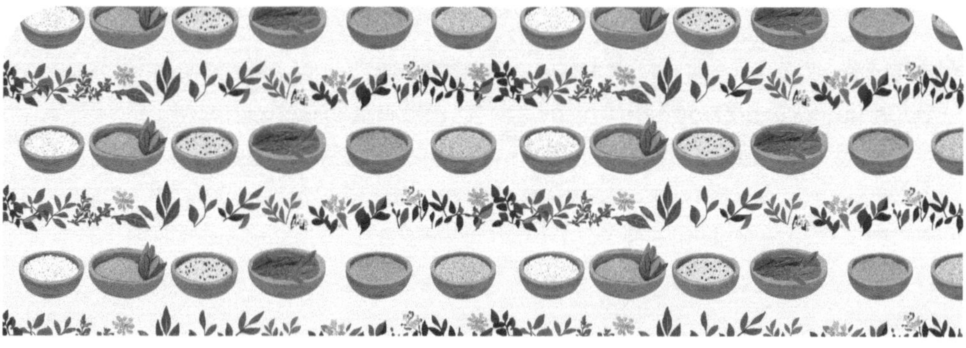

Terugblik - 2. Individuele kruiden en hun eigenschappen

- Gember bevat bioactieve gingerolen die de bloedsuikerspiegel bij type 2 diabetes kunnen verbeteren.
  De combinatie van gember met kurkuma versterkt de ontstekingsremmende werking van beide specerijen.
  Kurkuma kan de biologische beschikbaarheid door zwarte peper met tot wel 2000% verhogen.
  Galanga produceert etherische oliën met 1,8-Cineool als belangrijke werkzame stof.
  Zoethoutwortel bevat glycyrrhizine, dat 50 keer zoeter is dan suiker.
  Raapsteeltjes worden in de Ayurveda Vajramula (donderwortel) genoemd en stimuleren het spijsverteringsvuur Agni.
  Cardamom maakt ongeveer 35% van de wereldwijde specerijenhandel uit.
  De biologische beschikbaarheid van kurkuma wordt aanzienlijk verhoogd door de combinatie met zwarte peper.
  Venkelzaad werkt als een tridoshisch kruid dat in balans brengt voor alle drie de dosha's.
  Zwarte peper bevat 3-9% van het bioactieve alkaloïde piperine.
  De schors van kaneel bevat trans-cinnamaldehyde, eugenol en linalool als belangrijkste werkzame stoffen.
  Kruidnagels hebben het hoogste antioxidantgehalte van alle specerijen.
  De nootmuskaatbloem is botanisch een arillus (zaadmantel) van de nootmuskaat.
  Voor een pond saffraan zijn de stigma's van 75.000 bloemen nodig.
  Steranijs bevat antivirale verbindingen die worden gebruikt voor de ontwikkeling van medicijnen.
  De fascinerende wereld van de individuele specerijen vormt de basis voor de nog spannendere kunst van specerijenmengsels, die we in het volgende hoofdstuk zullen verkennen.

3. 0. 0. Kruidenmengsels en toepassingen

De kunst van kruidenmengsels en hun gerichte toepassing vormt al duizenden jaren het hart van de Ayurvedische keuken. Maar wat maakt een harmonieuze kruidencombinatie? Hoe beïnvloeden verschillende bereidingsmethoden de werking van de kruiden? En welke rol speelt het juiste moment van toevoeging voor de uiteindelijke smaakervaring? De traditionele Ayurvedische kruidenkunde heeft door de generaties heen een complex systeem ontwikkeld dat veel verder gaat dan alleen het kruiden. Hierbij worden niet alleen smaakaspecten in overweging genomen, maar ook de energetische eigenschappen van de kruiden en hun invloed op lichaam en geest. Van klassieke basis-mengsels tot internationale fusies en nauwkeurige doseringsrichtlijnen - het spectrum van toepassingsmogelijkheden is enorm. De volgende hoofdstukken belichten zowel beproefde tradities als moderne interpretaties van de Ayurvedische kruidenkunde en tonen aan hoe deze oude kennis winstgevend kan worden geïntegreerd in de hedendaagse keuken.

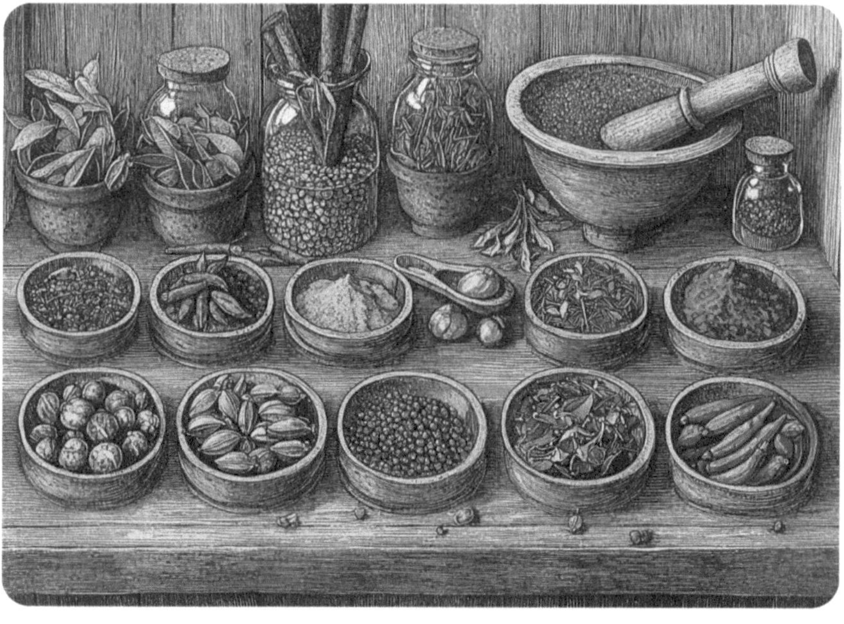

3. 1. 0. Klassieke mengsels

De kunst van kruidenmengsels behoort tot de fascinerendste aspecten van de kookkunst. Hoe zijn door de eeuwen heen de klassieke combinaties ontstaan die vandaag de dag in veel keukens als standaard worden beschouwd? Welke culturele invloeden hebben de traditionele mengsels gevormd die we tegenwoordig als vanzelfsprekend beschouwen? Van de Ethiopische berbere-mix tot de Indiase garam masala - elke cultuur heeft zijn eigen interpretaties ontwikkeld die niet alleen de smaak van gerechten bepalen, maar vaak ook therapeutische effecten hebben. De vraag naar de optimale samenstelling en dosering houdt zowel hobbykoks als professionals bezig: hoe vind je de perfecte balans tussen verschillende specerijen? Welke basisprincipes moeten in acht worden genomen bij het combineren van verschillende smaken? De klassieke kruidenmengsels vormen de basis van de Ayurvedische keuken en openen een spannende weg naar authentieke smaakervaringen. Hun gerichte toepassing transformeert eenvoudige ingrediënten in buitengewone gerechten en nodigt uit om de diversiteit van traditionele kruidencombinaties te ontdekken.

„De traditie van basis-kruidenmengsels gaat terug tot de middeleeuwen en heeft zich door de eeuwen heen gevestigd als een fundamenteel onderdeel van verschillende keuken-culturen."

---

3. 1. 1. Basis-kruidenmengsels

De traditie van basis-kruidenmengsels gaat terug tot de middeleeuwen en heeft zich door de eeuwen heen gevestigd als een fundamenteel onderdeel van verschillende keuken-culturen [s100]. Deze voorbereide combinaties vereenvoudigen niet alleen het kookproces, maar garanderen ook een evenwichtige smaakontwikkeling in de gerechten. Historisch gezien vormden kruiden zoals gember, peper, kaneel, kruidnagel, nootmuskaat en zout de basis van veel traditionele mengsels [s100]. Deze basis ingrediënten zijn ook vandaag de dag nog in talrijke variaties te vinden, waarbij elke cultuur zijn eigen accenten legt. Een praktische tip voor hobbykoks: begin met kleine hoeveelheden van deze basis ingrediënten en experimenteer vervolgens met de verhoudingen totdat je jouw persoonlijke favoriete combinatie hebt gevonden. In de Ethiopische keuken speelt bijvoorbeeld Berbere een centrale rol als onmisbaar basis-kruidenmengsel. Dit kenmerkende rode poeder is een essentieel onderdeel van elk Wot-gerecht [s101]. Daarnaast bestaat er Mitmita, een scherpere variant die zich kenmerkt door zijn lagere complexiteit en voornamelijk uit gemalen rode paprika bestaat. Voor de finale smaakafwerking van Ethiopische gerechten wordt vaak Mekelesha gebruikt, een verfijnde combinatie van kardemom, kaneel, zwarte peper, komijn, gember en kruidnagel [s101]. Een andere populaire basis-kruidenmengsel, die bijzonder geschikt is voor zoete gerechten, bestaat uit gemalen kaneel, gember, piment, kruidnagel, nootmuskaat en optioneel kardemom en/of koriander [s102]. Deze veelzijdige combinatie geeft niet alleen klassieke koekjes een bijzondere toets, maar verhoogt ook de smaak van alledaagse gerechten zoals havermout of pannenkoeken. Om de volle aromakracht te behouden, moet men het mengsel in een luchtdichte container bewaren en binnen één tot twee jaar gebruiken [s102]. Voor het maken van eigen kruidenmengsels is het raadzaam om eerst kleine hoeveelheden te maken en deze regelmatig vers te bereiden. Dit garandeert optimale aroma-intensiteit en stelt je in staat om de samenstelling aan te passen aan persoonlijke voorkeuren. Een creatief cadeau voor kookliefhebbers: vul zelf samengestelde kruidenmengsels in decoratieve potten en voeg een passend recept toe [s102]. De kunst van kruidenmengsels ligt niet alleen in de juiste samenstelling van de componenten, maar ook in hun evenwichtige dosering. Experimenteer eerst met klassieke combinaties en ontwikkel daaruit je eigen creaties. Daarbij geldt: minder is vaak meer, en individuele kruiden moeten elkaar harmonieus aanvullen zonder elkaar te overstemmen. Voor beginners is het aan te raden om een kruiden-dagboek bij te houden, waarin succesvolle combinaties en hun gebruik worden gedocumenteerd. Dit helpt niet alleen bij de verdere ontwikkeling van je kruidencompetentie, maar maakt ook de reproductie van geslaagde mengsels mogelijk. Let daarbij op de verschillende houdbaarheid van de afzonderlijke componenten en bewaar je creaties altijd koel, droog en lichtbeschermd. Het gebruik van basis-kruidenmengsels stelt ook minder ervaren koks in staat om authentieke smaakervaringen te creëren en traditionele gerechten uit verschillende culturen na te koken. Het is belangrijk te begrijpen dat deze mengsels niet alleen smaakdragers zijn, maar vaak ook culturele en historische betekenis hebben.

Woordenlijst

Berbere
Een traditionele Oost-Afrikaanse kruidenmengsel, dat uit tot 20 verschillende kruiden kan bestaan en door zijn helderrode kleur van chilipepers wordt gekenmerkt

Mekelesha
Een donkere Ethiopische kruidenmengsel, die traditioneel aan het einde van het kookproces wordt toegevoegd en een licht zoete nasmaak geeft

Mitmita
Een zeer scherpe Ethiopische kruidenmengsel, dat traditioneel ook als tafel-kruiden wordt gebruikt en vaak met zout wordt gemengd

Wot
Een traditionele Ethiopische stoofpot, die als nationaal gerecht wordt beschouwd en in verschillende variaties wordt bereid

3. 1. 2. Kruidenmengsels voor groenten

In de ayurvedische keuken spelen kruidenmengsels voor groenten een centrale rol, omdat ze niet alleen de smaak verfijnen, maar ook de verteerbaarheid van de gerechten verhogen [s103]. De slimme combinatie van verschillende kruiden maakt het mogelijk om zelfs eenvoudige groentegerechten in buitengewone culinaire ervaringen te transformeren. Een klassieke basis vormt de combinatie van sjalotten, gember en knoflook, die wordt verfijnd met gemalen kruiden zoals chili, komijn en fenegriek [s104]. Deze basis is uitstekend geschikt voor verschillende groentebereidingen, waarbij vooral verschillende groentesoorten goed te combineren zijn, omdat ze de kruidige aroma's verschillend opnemen en daarbij hun natuurlijke zoetheid behouden [s103]. Voor de bereiding van geroosterde groenten heeft zich een speciale kruidenmix bewezen [s105]. Het is aan te raden om de kruiden voor het roosteren voorzichtig in een droge pan te verwarmen om hun etherische oliën te activeren. Een praktische tip voor de keuken: bereid een grotere hoeveelheid van deze rooster-kruidenmix voor en bewaar deze in een luchtdichte container - zo heeft u deze altijd bij de hand voor spontane groentegerechten. Garam Masala, een traditionele Indiase kruidenmix, geeft groentegerechten een bijzondere diepte en complexiteit [s106]. Deze mix kan veelzijdig worden gebruikt en kan zowel tijdens het kookproces als voor de finale kruiden worden toegevoegd. Om de optimale smaakontwikkeling te bereiken, dient u de Garam Masala idealiter pas tegen het einde van de kooktijd toe te voegen. Een bijzonder aromatisch gerecht ontstaat door de combinatie van de kruidenmix met kokosmelk en tomaten als saus [s104]. Deze basis kunt u prachtig variëren door verschillende seizoensgebonden groentesoorten toe te voegen. De toevoeging van gespleten rode linzen geeft het gerecht bovendien een romige consistentie en verhoogt het eiwitgehalte. Voor de finale verfijning van groentegerechten is een garnering van verse koriander, een scheutje limoensap en Nigella-zaad [s104] zeer geschikt. Deze combinatie brengt frisheid en extra textuur in het gerecht. Als bijgerecht zijn rijst of traditioneel platbrood ideaal, die de kruidige aroma's perfect opnemen. Bij het samenstellen van eigen groentekruidenmengsels is het belangrijk om de balans tussen de verschillende componenten te vinden. Begin met kleine hoeveelheden en documenteer uw succesvolle combinaties. Houd er rekening mee dat verschillende groentesoorten verschillend intensief gekruid moeten worden -

terwijl bijvoorbeeld wortelgroenten krachtiger gekruid kunnen worden, hebben delicate groentesoorten zoals courgette een subtielere dosering nodig. De ayurvedische traditie leert ons dat kruidenmengsels niet alleen smaakvolle, maar ook gezondheidsaspecten in overweging moeten nemen. Bepaalde kruidencombinaties kunnen de verteerbaarheid van groenten verbeteren en de voedingswaarde verhogen. Experimenteer met verschillende combinaties en let daarbij op uw individuele verdraagzaamheid en smaakvoorkeuren.

Woordenlijst

Bockshornklee
Een specerij uit de familie van peulvruchten met een bitter-kruidige smaak, die in gedroogde vorm als zaad of gemalen wordt gebruikt. Bijzonder belangrijk in de Indiase keuken.

Garam Masala
Een traditionele Noord-Indiase kruidenmix, die typisch bestaat uit kardemom, kaneel, kruidnagel, zwarte peper, koriander en komijn. De naam betekent letterlijk 'hete mix'.

Nigella
Ook bekend als zwarte komijn, kleine zwarte zaden met een nootachtige-uiachtige smaak, die vooral in de Indiase en oosterse keuken worden gebruikt.

3. 1. 3. Kruidenmengsels voor granen

De ayurvedische traditie kent een verscheidenheid aan speciale kruidenmengsels voor granen, die niet alleen de smaak verfijnen, maar ook de verteerbaarheid bevorderen en de dosha's in balans brengen [s107]. Deze combinaties zijn vaak het resultaat van eeuwenlange ervaring en zijn speciaal ontwikkeld om de voedingskundige eigenschappen van graanvruchten optimaal te ondersteunen. Een bijzonder belangrijke rol speelt het kruidenmengsel voor Kitchari, een traditioneel ayurvedisch gerecht van rijst en mungbonen [s108]. De klassieke combinatie omvat gember, koriander, komijn, mosterdzaad, kurkuma en asafoetida [s109]. Voor de bereiding is het aan te raden om eerst de kruiden in wat ghee te verhitten om hun etherische oliën te activeren. Dit versterkt niet alleen de smaak, maar verhoogt ook hun therapeutische werking. Voor glutenvrije graansoorten zoals Jowar (sorghum) heeft zich een speciaal kruidenmengsel bewezen, dat ghee, Hing (asafoetida), komijn, venkel, zwarte peper, korianderpoeder en garam_masala bevat [s107]. Deze combinatie is bijzonder uitgebalanceerd, omdat het rekening houdt met alle drie de dosha's: ghee, gember en garam masala harmoniseren kapha; ghee en venkel balanceren pitta; terwijl ghee, gember, garam masala en een scheutje citroensap vata in evenwicht brengen. Bij de bereiding van graangerechten in de winter raadt de ayurvedische traditie een verwarmend kruidenmengsel aan, dat vooral het kapha-dosha ondersteunt [s110]. Praktisch betekent dit: gebruik een combinatie van komijn, gember, asafoetida, dosha-geschikte chilipepers en kurkuma [s111]. Dit mengsel ondersteunt niet alleen de spijsvertering, maar verwarmt ook van binnenuit. Voor de dagelijkse praktijk heeft het zich bewezen om grotere hoeveelheden van de basis mengsels voor te bereiden en in luchtdichte containers te bewaren. Een praktische tip: label de containers met de productiedatum en de gebruikte kruiden. De mengsels moeten binnen twee tot drie maanden worden verbruikt om optimale aromakracht te waarborgen. De dosering van de kruidenmengsels moet zich richten naar het gebruikte graan. Terwijl robuuste soorten zoals jowar sterkere kruiden kunnen verdragen, hebben fijnere granen zoals basmati-rijst een subtielere dosering nodig. Als vuistregel geldt: begin met een theelepel kruidenmengsel per kopje graan en pas de hoeveelheid naar smaak aan. Bij de bereiding van Kitchari is het juiste kruidenmengsel cruciaal voor het therapeutische effect [s112]. Het traditionele recept voorziet in het eerst verhitten van de kruiden in ghee, voordat rijst en mungbonen worden toegevoegd. Dit creëert niet alleen een harmonieuze smaakbasis, maar maakt het gerecht ook bijzonder verteerbaar. Voor mensen met een vata-conformatie is een speciale aanpassing van het kruidenmengsel aan te raden [s110]. Hier moeten verwarmende kruiden zoals gember en komijn domineren, aangevuld met een royale hoeveelheid ghee. De combinatie met gekookte volle granen zorgt voor extra aarding en balans. Een belangrijk aspect bij het gebruik van kruidenmengsels voor granen is de zorgvuldige bereiding [s108]. Neem de tijd om de kruiden zorgvuldig af te meten en te verhitten. Deze bewuste benadering draagt niet alleen bij aan een beter smaakresultaat, maar maakt de voedselbereiding tot een meditatief proces.

Woordenlijst

Hing
De Indiase naam voor asafoetida. De sterk ruikende specerij wordt gewonnen uit de hars van de reuzenvenkel en staat bekend om zijn spijsverteringsbevorderende eigenschappen.

Jowar
Een oude graansoort uit India, die bijzonder rijk is aan eiwitten en mineralen. Wordt traditioneel verbouwd in droge gebieden en staat bekend om zijn veerkracht.

Kitchari
Een ayurvedisch basisgerecht dat wordt gebruikt als geneeskrachtige voeding en voor het reinigen van het lichaam. Het vormt de basis van veel ayurvedische kuren en wordt ook wel 'geneeskrachtig vasten' genoemd.

3. 1. 4. Kruidenmengsels voor peulvruchten

In de ayurvedische keuken nemen kruidenmengsels voor peulvruchten een bijzondere plaats in, omdat ze niet alleen qua smaak overtuigen, maar ook de verteerbaarheid van deze eiwitrijke voedingsmiddelen aanzienlijk verbeteren [s113]. De traditionele bereiding volgt daarbij precieze regels die van generatie op generatie zijn doorgegeven. Een centrale rol speelt de techniek van Baghaar of chaunk, waarbij kruiden in hete olie of idealiter ghee worden gebakken [s114]. Deze methode haalt niet alleen de etherische oliën optimaal naar voren, maar geeft de gerechten ook een karakteristieke nootachtige smaak. Voor de basismix worden typisch uien en knoflook in Ghee goudbruin gebakken, voordat kurkuma en komijn worden toegevoegd [s113]. Bij de praktische uitvoering is de volgorde van het toevoegen van kruiden cruciaal: Eerst worden de hele kruiden zoals komijnzaad in het hete Ghee geroosterd, totdat ze hun aroma vrijgeven en licht geuren. Pas daarna volgen de gemalen kruiden, die minder hitte verdragen. Een beproefde tip uit de praktijk: Bereid de kruiden in een aparte pan voor, terwijl de peulvruchten koken. Zo kunt u het optimale moment voor de samenvoeging beter controleren. De basisbereiding van peulvruchten begint met het grondig wassen van de vruchten. Vervolgens worden ze met voldoende water, een snufje kurkuma en zout gekookt [s114]. De kruidenmix wordt pas tegen het einde van de kooktijd toegevoegd, om de aroma's zo goed mogelijk te behouden. Bijzonder belangrijk is het gebruik van spijsverteringsbevorderende kruiden, die het natuurlijke winderigheidseffect van peulvruchten verminderen [s114]. Een praktisch aspect dat vaak over het hoofd wordt gezien: De consistentie van de gekookte peulvruchten beïnvloedt aanzienlijk de opname van kruiden. Worden de peulvruchten tot een romige consistentie gekookt, dan nemen ze de kruiden intenser op dan bij stevigere bereiding. Experimenteer hier met verschillende kookmethoden om uw favoriete textuur te vinden. De ayurvedische traditie raadt aan om de kruidenmengsels aan te passen aan het seizoen en de individuele behoeften. In de winter kunnen verwarmende kruiden zoals zwarte peper en gember ruimer worden gebruikt, terwijl in de zomermaanden verkoelende kruiden zoals koriander en komijn de overhand zouden moeten hebben. Voor de voorraadopslag is het raadzaam om grotere hoeveelheden van de basismix voor te bereiden. Bewaar deze in een luchtdichte, donkere container en label deze met datum en inhoud. De optimale houdbaarheid bedraagt ongeveer twee tot drie maanden, daarna neemt de aromakracht geleidelijk af. Een bijzondere focus ligt op de evenwichtige eiwitvoorziening door peulvruchten [s113]. De juiste kruidenmix ondersteunt niet alleen de spijsvertering, maar maakt de eiwitten ook beter beschikbaar voor het lichaam. Combineer verschillende peulvruchten met verschillende kruidenmengsels om een optimale voedingsvoorziening te waarborgen. De kunst van de kruidenmengsels voor peulvruchten ligt in de balans tussen smaak, verteerbaarheid en gezondheidsvoordelen. Experimenteer met de traditionele basisrecepten en ontwikkel daaruit uw persoonlijke variaties, die optimaal zijn afgestemd op uw behoeften.

Samenvatting - 3. 1. Klassieke mengsels

- De traditie van basis-kruidenmengsels gaat terug tot de middeleeuwen en was gebaseerd op gember, peper, kaneel, kruidnagel, nootmuskaat en zout.
  Berbere is een centrale Ethiopische kruidenmix en een essentieel onderdeel van elk Wot-gerecht.
  Mekelesha wordt in de Ethiopische keuken gebruikt voor de finale smaakafwerking en bestaat uit kardemom, kaneel, peper, komijn, gember en kruidnagel.
  De Ayurvedische keuken maakt gebruik van speciale kruidenmengsels voor groenten om de verteerbaarheid te verbeteren.
  Garam Masala moet idealiter pas tegen het einde van de kooktijd worden toegevoegd voor optimale smaakontwikkeling.
  Kitchari-kruidenmix bevat traditioneel gember, koriander, komijn, mosterdzaad, kurkuma en asafoetida.
  Voor glutenvrije granen zoals Jowar wordt een speciale mix met ghee, hing, komijn, venkel en Garam Masala gebruikt.
  De Baghaar/Chaunk-techniek vereist het aanbraden van kruiden in hete olie of ghee voor optimale aroma-ontwikkeling.
  De consistentie van gekookte peulvruchten beïnvloedt aanzienlijk hun kruidenopname - romigere texturen nemen smaken intenser op.
  Kruidenmengsels voor peulvruchten verbeteren niet alleen de smaak, maar maken de eiwitten beter beschikbaar voor het lichaam.

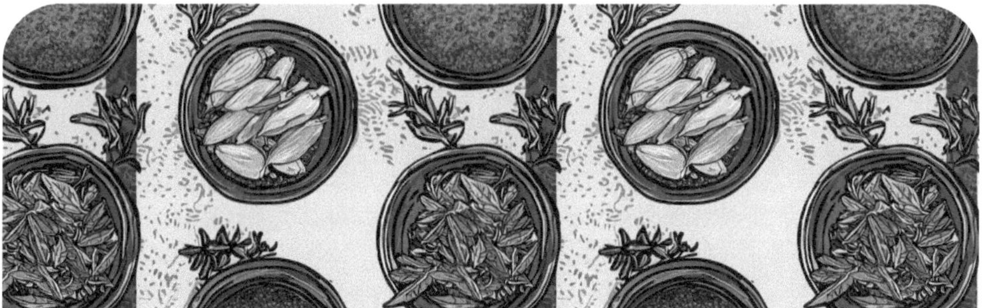

3. 2. 0. Moderne interpretaties

De integratie van traditionele Ayurvedische kruidenkennis in de moderne voeding roept spannende vragen op: Hoe kunnen eeuwenoude principes van kruidencombinaties worden verenigd met hedendaagse eetgewoonten? Welke rol spelen culturele invloeden en nieuwe smaakervaringen daarbij? Kunnen traditionele kruidenmengsels worden aangepast aan actuele behoeften zonder hun fundamentele werkingsprincipes te verliezen? De moderne interpretatie van Ayurvedische kruidenkennis staat voor de uitdaging om beproefd kennis bruikbaar te maken voor huidige toepassingen. Het gaat niet alleen om de aanpassing van recepten, maar ook om het begrip van de energetische eigenschappen van kruiden in de context van de hedendaagse levensstijl. De ontwikkeling van eigentijdse kruidencombinaties vereist zowel grondige kennis van de Ayurvedische traditie als een gevoel voor moderne smaakvoorkeuren. De volgende secties laten zien hoe klassieke Ayurvedische kruidenmengsels door innovatieve benaderingen opnieuw kunnen worden geïnterpreteerd en welke verrassende smaakervaringen daarbij kunnen ontstaan.

> *„De moderne interpretatie van ayurvedische kruidencombinaties verbindt eeuwenoude kennis met hedendaagse bereidingsmethoden en smaakvoorkeuren, waarbij de individuele aanpassing aan persoonlijke behoeften en seizoensgebonden omstandigheden centraal staat.“*

3. 2. 1. Hedendaagse kruidencombinaties

De moderne interpretatie van ayurvedische kruidencombinaties verbindt eeuwenoud kennis met hedendaagse bereidingsmethoden en smaakvoorkeuren. Hierbij staat de individuele aanpassing aan persoonlijke behoeften en seizoensgebonden omstandigheden centraal [s115]. Een fundamenteel principe is de evenwichtige samenstelling van kruidenmengsels, die veelzijdig inzetbaar zijn en zowel in hartige gerechten als in thee gebruikt kunnen worden [s116]. Bij de ontwikkeling van hedendaagse kruidencombinaties wordt er bijzonder op gelet dat ze de energetische eigenschappen van de voedingsmiddelen optimaal ondersteunen en de spijsverteringskracht (agni) versterken [s117]. Voor de herfst- en wintermaanden is bijvoorbeeld een verwarmende kruidenmix van gemalen gember, zwarte peper, kardemom en een snufje kaneel aan te raden. Deze combinatie ondersteunt niet alleen het immuunsysteem, maar compenseert ook de koelende eigenschappen van het seizoen. Deze mix is bijzonder effectief in combinatie met aardende voedingsmiddelen zoals paddenstoelen, die van nature verwarmende eigenschappen bezitten [s117]. De moderne interpretatie maakt het ook mogelijk om ayurvedische principes in verschillende keukenstijlen te integreren. Zo kan bijvoorbeeld een hedendaagse kruidenmix voor mediterrane gerechten worden samengesteld uit kurkuma, zwarte peper (voor een betere biologische beschikbaarheid), koriander en rozemarijn. Deze combinatie verenigt traditioneel ayurvedische kennis met westerse smaakvoorkeuren [s115]. Een belangrijk aspect van de hedendaagse kruidenkunde is de overweging van de energetische kwaliteiten. Hierbij worden kruiden gecategoriseerd op basis van hun eigenschappen zoals heet-koud, zwaar-licht en droog-vochtig [s117]. Een evenwichtige mix zou deze eigenschappen harmonieus moeten verenigen. Voor mensen die geneigd zijn tot kou en droogte, is bijvoorbeeld een combinatie van verwarmende kruiden zoals kaneel en gember, aangevuld met balancerende componenten zoals kardemom en venkel, geschikt. De flexibiliteit van moderne interpretaties blijkt ook uit de aanpassing aan hedendaagse voedingsvormen. Traditionele kruidencombinaties kunnen probleemloos in veganistische gerechten worden gebruikt, bijvoorbeeld in combinatie met kokosjoghurt als drager [s115]. Een populaire basis-kruidenmix voor plantaardige gerechten bestaat uit kurkuma, zwarte peper, komijn en koriander, die zowel de verteerbaarheid bevordert als de smaak intensifieert. Voor de praktische toepassing in het dagelijks leven is het aan te raden om drie basis kruidenmengsels voor te bereiden: een verwarmende voor de koude maanden, een balancerende voor de overgangsperiodes en een verkoelende voor de zomer. Deze kunnen dan afhankelijk van individuele behoeften en Dosha-type fijn afgesteld worden [s115]. De bereiding van de kruiden speelt ook een belangrijke rol. Door ze kort te roosteren voor gebruik worden de etherische oliën geactiveerd en de verteerbaarheid verbeterd. Dit is bijzonder belangrijk bij kruiden zoals komijn en koriander, die hierdoor hun volledige aromatische spectrum kunnen ontplooien [s117]. Een moderne benadering is ook het gebruik van kruidenmengsels in de vorm van "shots" of kruidenpasta's, die gemakkelijk in het dagelijks leven kunnen worden geïntegreerd. Een basismix kan bijvoorbeeld bestaan uit vers gemalen gember, kurkuma, zwarte peper en een snufje kardemom, die 's ochtends met warm water of in een smoothie wordt ingenomen [s118]. De hedendaagse kruidenkunde houdt ook rekening met de interacties tussen verschillende kruiden en hun synergetische effecten. Zo versterkt zwarte peper niet alleen de werking van kurkuma, maar ondersteunt het ook de algemene opname van voedingsstoffen. Deze inzichten worden in moderne kruidenmengsels doelgericht benut om hun therapeutische werking te optimaliseren [s117].

3. 2. 2. Internationale Kruidenfusies

De internationale samensmelting van kruidenculturen opent spannende nieuwe perspectieven in de Ayurvedische kruidenkunde. Deze culinaire evolutie toont aan hoe traditionele geneeskunde zich met wereldwijde invloeden ontwikkelt tot hedendaagse interpretaties [s119]. Deze ontwikkeling wordt bijzonder duidelijk aan de hand van de Okinawa-keuken, die een fascinerende synthese van Chinese, Japanse en Amerikaanse invloeden vertegenwoordigt [s120]. Deze fusie kan uitstekend worden overgedragen op Ayurvedische kruidenconcepten. Zo kan bijvoorbeeld een moderne kruidenmix voor tofu-gerechten worden ontwikkeld, die zowel Ayurvedische principes als Japanse smaken in overweging neemt: een combinatie van kurkuma, gember en wasabi creëert niet alleen smaakharmonie, maar ondersteunt ook de verteerbaarheid van de tofu. De integratie van niet-Indiase kruiden in traditionele Ayurvedische mengsels opent volledig nieuwe smaakdimensies [s119]. Een praktisch voorbeeld is de combinatie van Ayurvedische kardemom met Mediterraanse rozemarijn en Mexicaans chilipoeder. Deze fusie is bijzonder geschikt voor gegrild groenten en geeft het een complexe smaak, met inachtneming van de Ayurvedische basisprincipes. In de context van moderne cateringconcepten komt de veelzijdigheid van internationale kruidenfusies bijzonder indrukwekkend naar voren [s121]. Innovatieve presentatievormen maken het mogelijk om Ayurvedische kruidencombinaties hedendaags te interpreteren. Zo kunnen bijvoorbeeld kleine kruiden-dips in eetbare lepels van rijstmeel worden geserveerd, die verschillende internationale kruidencombinaties bevatten. Een populaire variatie is de combinatie van saffraan en vanille met een vleugje steranijs, die zowel als kruiden voor hartige gerechten als voor desserts kan worden gebruikt. De dessertkeuken biedt een bijzonder spannend experimentterrein voor internationale kruidenfusies [s121]. De combinatie van Ayurvedische kruiden met westerse desserttechnieken leidt tot opwindende creaties. Een voorbeeld is de interpretatie van een klassieke crème brûlée met saffraan, kardemom en een subtiele toets van Japanse Matcha-thee. Deze fusie respecteert de Ayurvedische principes van kruidenharmonie, terwijl het tegelijkertijd nieuwe smaakhorizonten opent.

Voor de praktische uitvoering in het dagelijks leven is het aan te raden om een internationale kruidenverzameling op te stellen, die flexibel kan worden gecombineerd. Hierbij moeten basis Ayurvedische kruiden zoals kurkuma en kardemom worden aangevuld met internationale elementen zoals Spaanse saffraan, Marokkaanse Harissa of Japanse Shichimi Togarashi. Deze kunnen dan afhankelijk van het gerecht en de gewenste werking opnieuw worden gecombineerd.

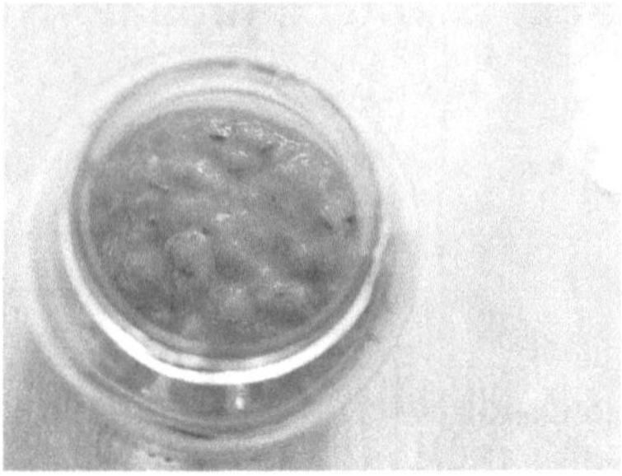

Harissa [i20]

De kunst van de internationale kruidenfusie ligt in de evenwichtige balans tussen innovatie en traditie. Het is belangrijk om de energetische eigenschappen van de verschillende kruiden in overweging te nemen en harmonieus te verenigen. Een praktische benadering is de ontwikkeling van "Fusion-basis-mengsels", die vervolgens naar behoefte met internationale elementen kunnen worden aangevuld. De moderne interpretatie maakt het ook mogelijk om Ayurvedische kruidenprincipes in verschillende internationale keukenstijlen te integreren. Zo kan een hedendaagse kruidenmix voor Mediterraanse gerechten worden samengesteld uit kurkuma, zwarte peper, koriander en Spaanse saffraan. Deze combinatie verenigt traditioneel Ayurvedisch kennis met Mediterraanse smaakvoorkeuren.

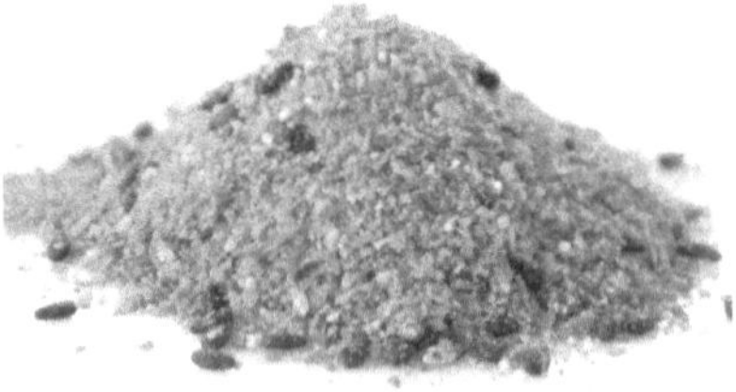

Zeven kruiden mengsel [i21]

Woordenlijst

Harissa
Een Noord-Afrikaanse pittige kruidenpasta van gemalen chilivlokken, knoflook, komijn, koriander en olijfolie

Matcha
Een tot fijn poeder gemalen groene thee uit Japan, die traditioneel wordt gebruikt in de Japanse theeceremonie en rijk is aan antioxidanten

Shichimi Togarashi
Een traditionele Japanse kruidenmix van zeven ingrediënten, die typisch chili, sesam, hennepzaad, nori, gember, Szechuan-peper en citruszeste bevat

3. 2. 3. Nieuwe smaakbelevingen

De verkenning van nieuwe smaakbelevingen in de moderne Ayurvedische keuken opent fascinerende mogelijkheden om traditionele principes te combineren met innovatieve benaderingen. Dit leidt tot verrassende smaakcomposities die alle zintuigen aanspreken en tegelijkertijd de Ayurvedische basisprincipes respecteren [s122]. Een bijzonder spannend gebied zijn moderne sauzencreaties die traditionele Ayurvedische specerijen combineren met internationale invloeden. Zo kan bijvoorbeeld een munt-chutney door de toevoeging van exotische chili-soorten zoals Scotch Bonnet of Ghost Pepper een geheel nieuwe smaakdimensie krijgen. De kunst ligt in de evenwichtige balans tussen scherpte, zoetheid en de verkoelende eigenschappen van munt [s123]. Een praktische tip voor de bereiding: begin met een kleine hoeveelheid van de scherpe chili's en proef geleidelijk, zodat hun intensiteit de andere smaken niet overdekt. De presentatie speelt een centrale rol bij nieuwe smaakbelevingen. Innovatieve serveertechnieken zoals het gebruik van mini-glazen of speciaal ontworpen borden verhogen de visuele aantrekkingskracht en daarmee de algehele smaakervaring. Een populaire methode is "Progressive Tasting", waarbij verschillende variaties van een gerecht in oplopende smaakintensiteit worden geserveerd [s124]. Gasten kunnen bijvoorbeeld drie verschillende interpretaties van een curry-gerecht proeven, beginnend met een milde, klassieke versie tot een complexe fusion-variant. Interactieve elementen verrijken de culinaire ervaring verder. "Make-your-own"-stations, waar gasten hun eigen specerijenmixen kunnen creëren, bevorderen het begrip van de interactie tussen verschillende smaken [s124]. Een praktisch voorbeeld is een specerijenbar die naast klassieke Ayurvedische specerijen ook internationale componenten aanbiedt. Gasten kunnen onder deskundige begeleiding hun persoonlijke specerijenmix samenstellen en leren hoe verschillende smaken harmonieus kunnen worden gecombineerd. De moderne fusionkeuken toont indrukwekkend aan hoe traditionele Ayurvedische gerechten door innovatieve bereidingsmethoden en onverwachte ingrediënten opnieuw kunnen worden geïnterpreteerd [s125]. Een geslaagd voorbeeld is de combinatie van gestoomde groenten met een saus van gefermenteerde chili's, tamarinde en kokosmelk, die zowel Ayurvedische principes als moderne smaaktrends in acht neemt. Bijzonder spannend is de ontwikkeling van fusion-apéritifs die traditionele Zuid-Aziatische ingrediënten combineren met internationale smaken [s124]. Een innovatief voorbeeld is een gekruide vis-hapje, geserveerd met een munt-chutney en een vleugje gefermenteerde citrusvruchten. Deze combinatie creëert een complexe smaakervaring die zoete, pittige, zoute en zure elementen harmonieus verenigt [s122]. De ambachtelijkheid komt vooral tot uiting in de zorgvuldige afstemming van de verschillende smaakcomponenten. Elk element wordt individueel bereid en draagt bij aan de totale compositie [s125]. Een praktische benadering is de "drielaagstechniek", waarbij basisaroma's, specerijen en finale accenten afzonderlijk worden voorbereid en vervolgens doelgericht worden gecombineerd. Voor de thuiskeuken is het aan te raden om te experimenteren met kleine porties en geleidelijk nieuwe elementen toe te voegen aan bekende gerechten. Begin bijvoorbeeld met een klassieke dal-bereiding en vul deze aan met een zelfgecreëerde specerijenmix die internationale invloeden zoals gerookt paprikapoeder of gedroogde citruszeste bevat. De authenticiteit van moderne sauzen en specerijenmixen is gebaseerd op een respectvolle omgang met traditionele elementen, terwijl er tegelijkertijd openheid is voor nieuwe interpretaties [s123]. Een geslaagd voorbeeld is de ontwikkeling van specerijenpasta's die klassieke Ayurvedische specerijen combineren met moderne elementen zoals gefermenteerde chili's of ingelegde gember.

Woordenlijst

Chutney
Een pittige of fruitige saus uit de Indiase keuken, die zowel als bijgerecht als dip wordt gebruikt. Kan zoet, zuur, scherp of een combinatie daarvan zijn.

Dal
Een traditioneel Indiaas gerecht van gepelde en gespleten peulvruchten, dat tot een soort soep of pap wordt gekookt.

Ghost Pepper
Een van de scherpste chili's ter wereld met meer dan 1 miljoen Scoville-eenheden, ook bekend als Bhut Jolokia uit India.

Scotch Bonnet
Een extreem scherpe chili-soort met een scherpte van 100.000-350.000 Scoville-eenheden, die een licht fruitige smaak heeft.

Samenvatting - 3. 2. Moderne interpretaties

- De moderne interpretatie verbindt eeuwenoud kennis met hedendaagse bereidingsmethoden, rekening houdend met individuele behoeften en seizoenen. Voor de herfst- en wintermaanden wordt een verwarmende kruidenmix van gemalen gember, zwarte peper, kardemom en kaneel aanbevolen, die bijzonder effectief harmonieert met aardse voedingsmiddelen zoals paddenstoelen. De integratie van ayurvedische principes in de mediterrane keuken gebeurt door combinaties zoals kurkuma, zwarte peper, koriander en rozemarijn. De Okinawa-keuken demonstreert een succesvolle synthese van Chinese, Japanse en Amerikaanse invloeden met ayurvedische concepten. Innovatieve presentatievormen zoals kruiden-dips in eetbare lepels van rijstmeel maken hedendaagse interpretaties van traditionele combinaties mogelijk. De "drie-laagstechniek" scheidt basisaroma's, specerijen en finale accenten voor een precieze smaakcompositie. Progressieve proeverijen maken het mogelijk verschillende curry-variaties in oplopende intensiteit te ervaren. De combinatie van saffraan en vanille met steranijs creëert veelzijdig toepasbare fusies voor hartige en zoete gerechten. Moderne sauzencreaties verbinden traditionele chutneys met exotische chili-soorten zoals Scotch Bonnet of Ghost Pepper.

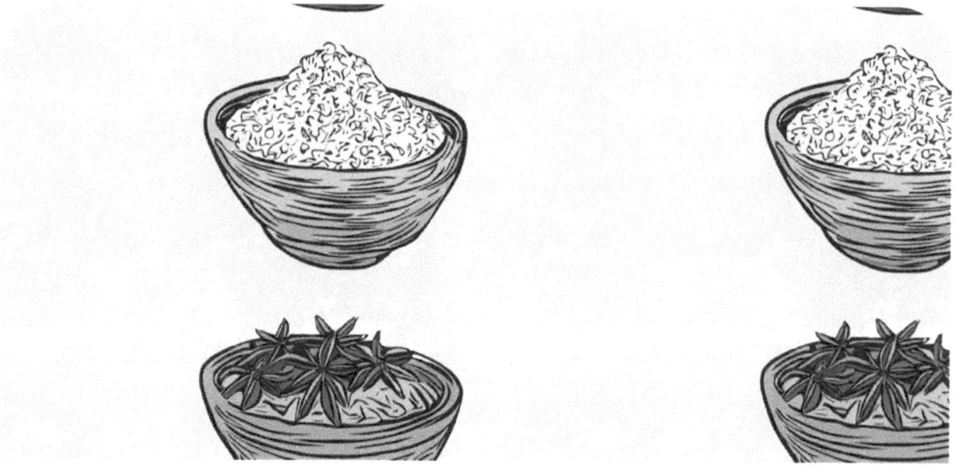

3. 3. 0. Dosering en timing

De precieze dosering en het juiste moment bij het gebruik van specerijen behoren tot de meest fundamentele en tegelijkertijd veeleisende aspecten van de Ayurvedische keuken. Hoeveel specerij is optimaal voor een bepaald gerecht? Wanneer is het ideale moment voor de toevoeging van afzonderlijke componenten? En welke rol spelen factoren zoals temperatuur, verwerkingsvorm of combinaties van verschillende specerijen? De antwoorden op deze vragen zijn complex en zijn gebaseerd op zowel traditioneel kennis als moderne wetenschappelijke inzichten. Terwijl sommige basisregels universeel gelden, vereisen veel aspecten van specerijdosering een diepgaand begrip van de specifieke eigenschappen van elke afzonderlijke specerij. De kunst van het precieze kruiden ligt niet alleen in de hoeveelheid, maar ook in de interactie van tijd, temperatuur en verwerkingsmethode. De volgende uiteenzettingen bieden een systematisch inzicht in de principes van specerijdosering en tonen aan hoe door slim timen de volle kracht van de specerijen kan worden ontplooid.

„Bij langzaam gekookte gerechten zoals stoofschotels is het essentieel om aan het begin van het kookproces een basisbrenging met zout te doen, zodat de smaken zich gelijkmatig kunnen verspreiden.“

---

3. 3. 1. Grondbeginselen van kruidendosering

De juiste dosering van kruiden is een kunst die ervaring, gevoel en een fundamenteel begrip vereist. Een centraal aspect is de timing van de kruiden, die aanzienlijk bijdraagt aan het smaakresultaat [s126]. Bij langzaam gekookte gerechten zoals stoofschotels of ovenschotels is het essentieel om aan het begin van het kookproces een basis kruidenmix met zout toe te voegen. Dit stelt de smaken in staat om zich gelijkmatig in het gerecht te verspreiden en met de andere ingrediënten te versmelten. Bijzonder belangrijk is het principe van geleidelijke kruiden. In plaats van alle kruiden in één keer toe te voegen, is het aan te raden om in verschillende fasen te kruiden en tussendoor steeds weer te proeven [s126]. Dit kan goed worden gedemonstreerd aan de hand van een klassieke groentesoep: Eerst wordt de groente met een snufje zout aangestoofd om de basisaroma's te ontwikkelen. Na het toevoegen van de vloeistof volgt een tweede gematigde zouttoevoeging. Pas kort voor het serveren wordt er definitief geproefd. De temperatuur speelt een cruciale rol bij de smaakperceptie [s126]. Warme gerechten smaken anders dan koude, waardoor het belangrijk is om te proeven bij de beoogde serveertemperatuur. Een praktisch voorbeeld hiervan is een aardappelsalade: Warm bereid lijkt hij vaak te sterk gekruid, maar koud geserveerd komt de volle, evenwichtige smaak pas echt tot zijn recht. Bij het gebruik van kruidenmixen, zoals bijvoorbeeld voor Masala-thee, is de dosering bijzonder complex [s127]. De sterkte van de drank wordt niet alleen bepaald door de hoeveelheid gebruikte kruiden, maar ook door de trektijd en de verhouding van de verschillende componenten tot elkaar. Een beproefde aanpak is om te beginnen met gestandaardiseerde hoeveelheden en deze vervolgens naar persoonlijke smaak aan te passen. Een belangrijke basisregel is het rekening houden met de natuurlijke zoutigheid van de ingrediënten [s126]. Ingrediënten zoals kaas, ingelegde groenten of sojasaus brengen al zout mee in het gerecht. Bij het bereiden van een Aziatische roerbakschotel moet men bijvoorbeeld eerst de zoute componenten zoals sojasaus of oestersaus verwerken en pas daarna beslissen of extra zout nodig is. De smaakpapillen kunnen tijdens het koken en proeven vermoeid raken [s126]. Een beproefde methode is om na de eerste proeverij een korte pauze in te lassen en dan opnieuw te proeven. Een slok water of een hap neutraal brood kan helpen om de smaakpapillen te resetten. Individuele smaakvoorkeuren en gevoeligheden spelen een belangrijke rol [s126]. Terwijl sommige mensen een krachtige kruidenmix verkiezen, reageren anderen gevoelig op te veel zout of scherpe kruiden. Bij het bereiden voor meerdere personen is het raadzaam om eerder terughoudend te kruiden en extra kruiden voor het bijkruiden aan te bieden. Een traditionele methode die vooral bij het bereiden van kruideninfusies wordt toegepast, is het een nacht laten weken van de kruiden [s127]. Dit maakt een zachtere extractie van de aroma's mogelijk en kan leiden tot een evenwichtiger smaakresultaat. De volgende ochtend worden de geweekt kruiden dan samen met verse theebladeren en melk aan de kook gebracht. De kunst van de kruiden dosering vereist ook een begrip van de interacties tussen verschillende kruiden. Sommige kruiden versterken elkaar, terwijl andere elkaar kunnen neutraliseren. Een klassiek voorbeeld is de combinatie van chili en komijn in de Indiase keuken, die elkaar smaakmatig aanvullen en een complexe aromatische diepte creëren.

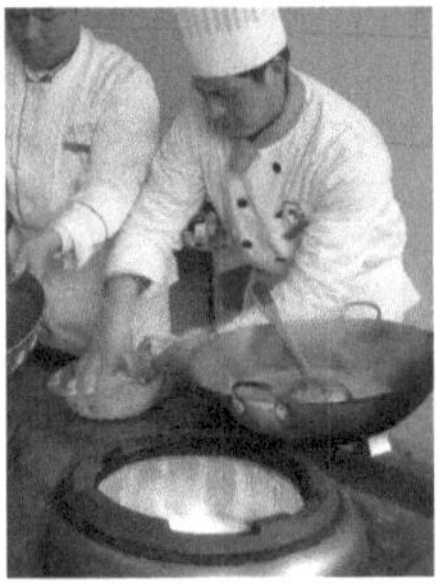

Aziatische wok [i22]

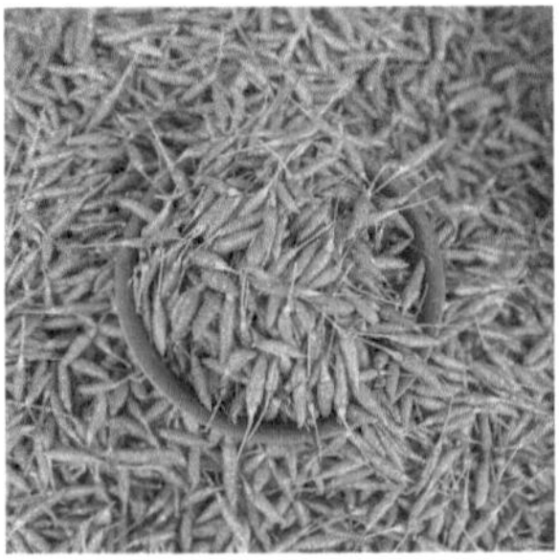

Chilipeper [i23]

Woordenlijst

Masala

Een Indiase benaming voor kruidenmixen die volgens bepaalde recepten uit verschillende gemalen kruiden worden gemaakt. Elke regio en familie heeft vaak zijn eigen geheime Masala-recepten.

3. 3. 2. Tijdstip van kruidentoevoeging

Het juiste tijdstip voor het toevoegen van kruiden is cruciaal voor het slagen van een gerecht en volgt bepaalde basisprincipes. Bij de bereiding van gerechten met verschillende componenten is de volgorde bijzonder belangrijk - stevige ingrediënten zoals groenten worden eerst toegevoegd, gevolgd door vlees en pas op het einde komen kwetsbare ingrediënten zoals zeevruchten erbij [s128]. Dit zorgt ervoor dat elk ingrediënt optimaal gaart en zijn smaken het beste tot hun recht komen. De timing bij het zouten speelt een bijzondere rol en varieert afhankelijk van het ingrediënt. Bij pasta is het bijvoorbeeld essentieel om het kookwater al voldoende te zouten voordat de pasta wordt toegevoegd. Dit zorgt voor een gelijkmatige smaakdoordringing tijdens het kookproces [s129]. Hetzelfde geldt voor gedroogde peulvruchten, die ook in het kookwater gezouten moeten worden om een uitgebalanceerde smaak te bereiken. Bij de bereiding van vlees is het raadzaam om vooruit te plannen: idealiter wordt het vlees al enkele uren voor het koken gezouten. Dit stelt het zout in staat om diep in het vlees door te dringen en het van binnenuit op smaak te brengen [s129]. Een praktische tip is om het vlees de avond ervoor te zouten en afgedekt in de koelkast te laten rusten. Bij de bereiding de volgende dag wordt men beloond met een intensere en gelijkmatigere smaak. Bij waterhoudende ingrediënten zoals paddenstoelen is bijzondere aandacht vereist. Deze moeten pas kort voor het einde van de kooktijd worden gezouten [s129]. De reden hiervoor ligt in de osmotische werking van het zout - te vroeg zouten zou te veel vocht uit de paddenstoelen trekken en hun textuur beïnvloeden. Een beproefde aanpak is

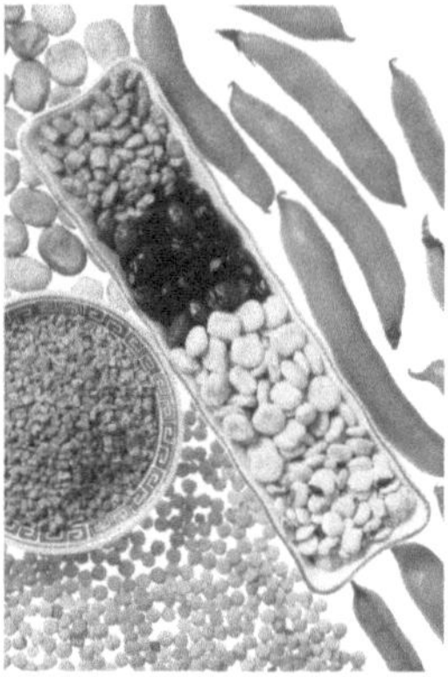

Peulvruchten [i24]

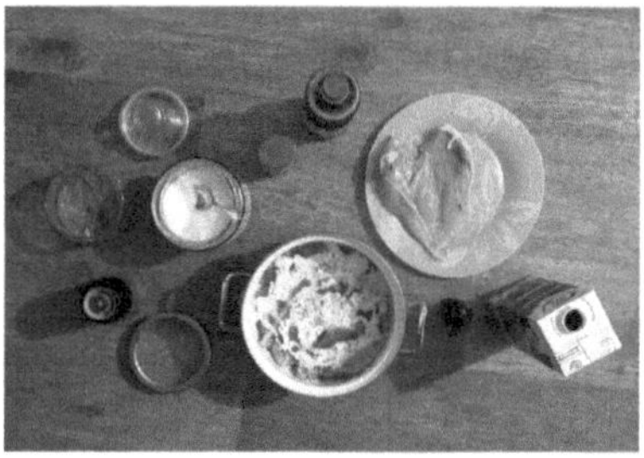

Marinades [i25]

om paddenstoelen eerst sterk aan te braden om rokerige smaken te ontwikkelen, en pas in de laatste 2-3 minuten van de kooktijd te zouten. Het gebruik van marinades vereist bijzondere finesse bij de dosering en timing. De combinatie van zout, specerijen en zuur kan door osmotische processen de smaak intensiveren [s130]. Het is belangrijk om rekening te houden met de verschillende invloeden van de componenten van de marinade. Een praktisch voorbeeld: bij een vleesmarinade moet het zuur (zoals citroen of azijn) pas kort voor het garen worden toegevoegd, omdat het anders het vlees te veel "voorgaart" en taai maakt. Voor de meeste alledaagse gerechten geldt de basisregel dat de finale kruiden pas tegen het einde van de kooktijd moet plaatsvinden [s131]. Dit maakt het mogelijk om de smaak nauwkeurig af te stemmen en overkruiden te voorkomen. Voor het serveren is het essentieel om het gerecht te proeven en kritisch te beoordelen - zijn de smaken in balans of ontbreekt er nog iets? Een nuttige aanpak is om bij het proeven de vraag te stellen: "Smaakt het alleen zout, of smaakt het echt goed?" De kunst van de juiste kruiden-timing vereist ervaring en aandachtig koken. Een systematische aanpak, waarbij men aantekeningen maakt van geslaagde gerechten en de timing documenteert, kan helpen om een gevoel te ontwikkelen voor het optimale kruidenmoment. Na verloop van tijd ontwikkelt zich een intuïtief begrip van wanneer welke kruiden hun optimale effect hebben.

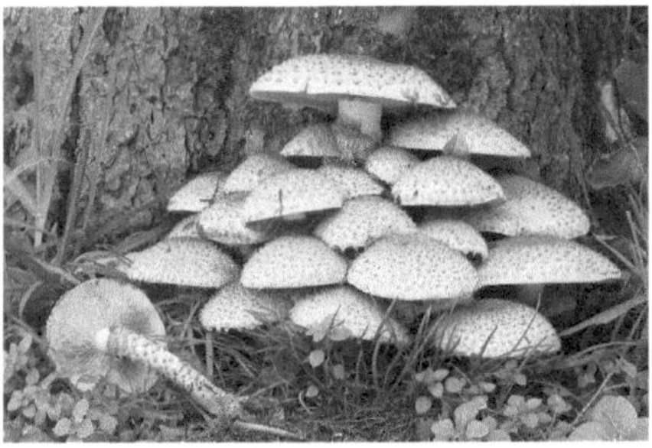

Paddenstoelen [i26]

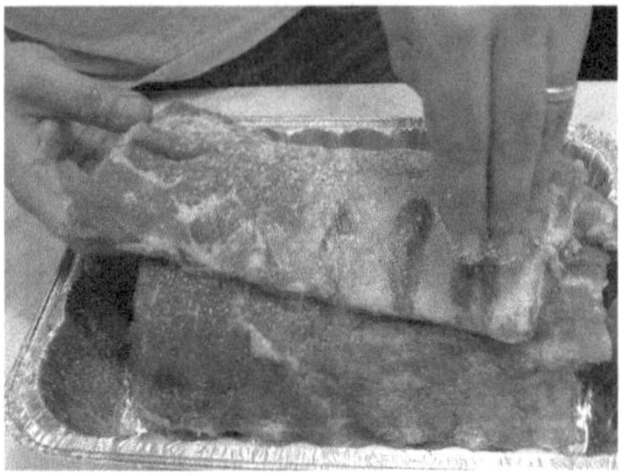

Toevoeging van kruiden [i27]

Woordenlijst

Marinade
Een pittige vloeistof van olie, zuren en specerijen die wordt gebruikt om voedingsmiddelen in te leggen om deze op smaak te brengen en malser te maken.

osmotisch
Beschrijft het proces waarbij vloeistoffen door een semi-permeabele membraan bewegen. In de keuken treedt dit effect op wanneer zout water uit voedingsmiddelen trekt.

3. 3. 3. Intensiteit van aroma's

De intensiteit van de aroma's in de Ayurvedische kruidenkunde volgt complexe principes die veel verder gaan dan alleen de hoeveelheid dosering. Een fundamenteel begrip van deze verbanden stelt ons in staat om de volle kracht van de specerijen optimaal te benutten. Bijzonder interessant is de ontdekking dat zelfs kleine hoeveelheden verse kruiden de antioxidatieve capaciteit van een maaltijd met twee tot vier keer kunnen verhogen [s132]. De oppervlaktebehandeling van de specerijen speelt een centrale rol bij de ontwikkeling van aroma's. Dit wordt bijzonder duidelijk aan het voorbeeld van gember: hoe kleiner de stukjes worden gesneden, hoe groter het contactoppervlak en daarmee de smaakintensiteit in het eindgerecht [s133]. Deze ontdekking kan op veel andere specerijen worden toegepast. Bij de bereiding van kruideninfusies is het bijvoorbeeld raadzaam om kaneelstokjes te breken of grof te malen om hun etherische oliën beter vrij te geven. De extractietijd heeft een aanzienlijke invloed op de aroma-intensiteit. Bij thee varieert de optimale trektijd afhankelijk van de gewenste sterkte en gebruikte soort [s134]. Een praktische benadering is om na 3-4 minuten voor het eerst te proeven en vervolgens in minutenintervallen de gewenste intensiteit te bereiken. Bij het gebruik van tincturen is het belangrijk op te merken dat verse planten optimaal zijn, omdat bij het drogen belangrijke aroma-componenten verloren kunnen gaan [s135]. De combinatie met vetten speelt een verrassend belangrijke rol bij de ontwikkeling van aroma's. De toevoeging van vet, bijvoorbeeld in de vorm van ghee of olie, kan de biobeschikbaarheid van de werkzame stoffen aanzienlijk verhogen [s134]. In de praktische toepassing betekent dit dat een curry-specerijenmix eerst in hete olie geroosterd moet worden om de vetoplosbare aroma-componenten optimaal te extraheren. De dosering moet altijd geleidelijk plaatsvinden, waarbij voor beginners de "Start low, go slow"-methode wordt aanbevolen. Bij kruideninfusies is het raadzaam om te beginnen met een halve kop (125 ml) per dag en de hoeveelheid vervolgens naar behoefte te verhogen [s134]. De werking treedt typisch op na 30-90 minuten en kan meerdere uren aanhouden. Bij de vervaardiging van specerijenmixen is het vaak voordelig om de afzonderlijke componenten apart te verwerken. Dit maakt het mogelijk om rekening te houden met de specifieke extractiebehoeften van elke specerij [s135]. Een praktisch voorbeeld is de bereiding van een complexe masala-mix: terwijl robuuste specerijen zoals kardemom langer verhit kunnen worden, moeten kwetsbaardere componenten zoals saffraan pas later worden toegevoegd. De houdbaarheid en opslag beïnvloeden de aroma-intensiteit aanzienlijk. Tincturen blijven bijvoorbeeld zes tot tien jaar effectief, waarbij sommige hun optimale potentie binnen de eerste drie jaar ontwikkelen [s135]. Bij het bewaren van specerijen is het belangrijk om ze te beschermen tegen licht, warmte en vocht om hun aromatische eigenschappen te behouden. Een interessant aspect is het gebruik van glycerine voor de stabilisatie van specerij-extracten. De toevoeging van 10% glycerine kan vooral helpen bij tannin[s135]. Dit is bijzonder relevant bij de vervaardiging van geconcentreerde specerij-extracten voor therapeutische doeleinden. Wetenschappelijk onderzoek heeft aangetoond dat zelfs kleine hoeveelheden specerijen significante effecten kunnen hebben. Gerandomiseerde gecontroleerde studies tonen aan dat al een halve tot anderhalve theelepel van bepaalde specerijen per dag voldoende is om de antioxidative werking aanzienlijk te verhogen [s132]. Dit onderstreept het belang van nauwkeurige dosering, zelfs bij kleine hoeveelheden.

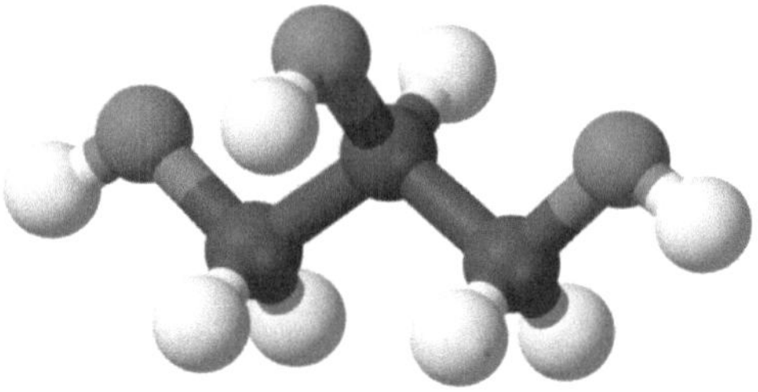

Glycerine [i28]

Samenvatting - 3. 3. Dosering en timing

- Stapsgewijze kruiden in meerdere fasen verbetert de smaakontwikkeling en aromacontrole
- De smaakperceptie varieert sterk met de serveertemperatuur - warme gerechten vereisen andere kruiden dan koude
- Osmotische processen beïnvloeden de textuur van waterhoudende ingrediënten zoals paddenstoelen, daarom pas laat zouten
- Het weken van kruiden gedurende de nacht maakt een zachtere aroma-extractie mogelijk bij kruidenthee
- Kleine hoeveelheden verse kruiden kunnen de antioxidatieve capaciteit van een maaltijd met 2-4 keer verhogen
- De oppervlaktebehandeling van de kruiden bepaalt in belangrijke mate de aromavrijgave
- Vetten zoals ghee verhogen de biologische beschikbaarheid van werkzame stoffen in kruiden aanzienlijk
- Een toevoeging van 10% glycerine vertraagt de neerslag van werkzame stoffen in tanninerijke bereidingen
- Kruidentincturen behouden hun werkzaamheid 6-10 jaar, met optimale potentie in de eerste 3 jaar
- Al 0,5-1,5 theelepel van bepaalde kruiden per dag is voldoende voor meetbare antioxidatieve effecten

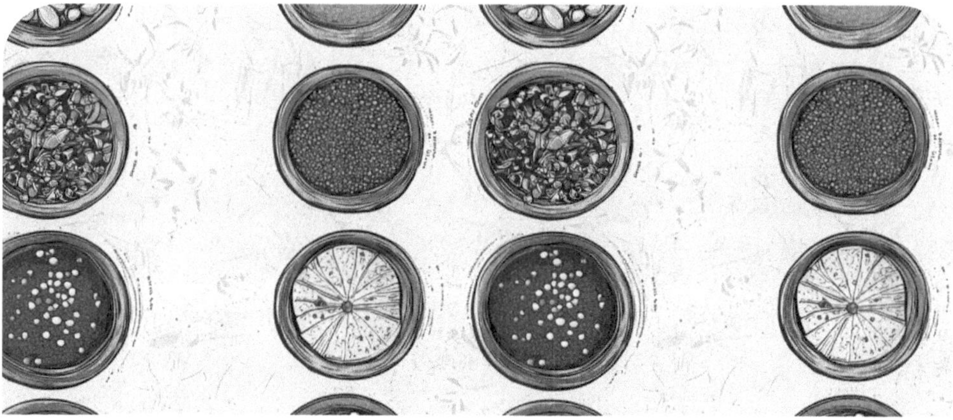

Terugblik - 3. Kruidenmengsels en toepassingen

- De traditie van basis-kruidenmengsels gaat terug tot de middeleeuwen en heeft zich gevestigd als een fundamenteel onderdeel van verschillende keuken-culturen.
- In de Ethiopische keuken speelt Berbere een centrale rol als onmisbare basis-kruidenmengsel voor Wot-gerechten.
- De techniek van Baghaar of Chaunk, waarbij kruiden in hete olie of ghee worden gebakken, brengt de etherische oliën optimaal tot hun recht.
- De Okinawa-keuken toont een fascinerende synthese van Chinese, Japanse en Amerikaanse kruideninvloeden.
- Kleine hoeveelheden verse kruiden kunnen de antioxidatieve capaciteit van een maaltijd met twee tot vier keer verhogen.
- De toevoeging van 10% glycerine kan bij tanninerijke bereidingen de binding en het neerslaan van werkstoffen vertragen.
- Bij de bereiding van vlees moet al enkele uren voor het koken worden gezouten, zodat het zout diep kan doordringen.
- Waterhoudende ingrediënten zoals paddenstoelen moeten pas kort voor het einde van de kooktijd worden gezouten om hun textuur niet te beïnvloeden.
- De integratie van niet-Indiase kruiden in traditionele Ayurvedische mengsels opent volledig nieuwe smaakdimensies.
- De kunst van kruidenmengsels ligt niet alleen in de juiste samenstelling, maar ook in de evenwichtige dosering.
- Met deze theoretische basis is het nu spannend om te zien hoe deze principes in de praktische toepassing standhouden.

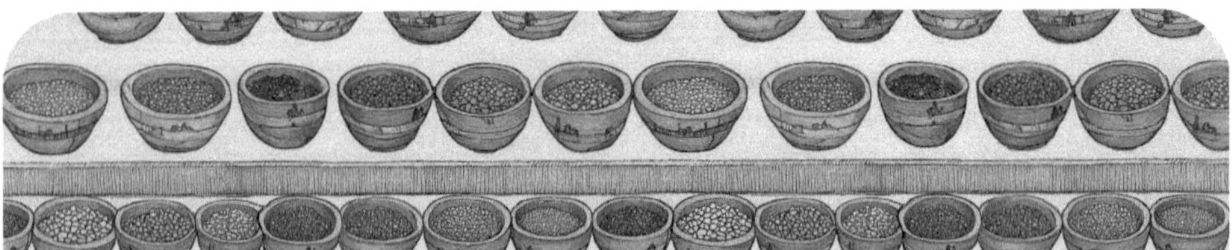

4. 0. 0. Praktische kruidentoepassing

De praktische toepassing van specerijen is een kunst die veel verder gaat dan alleen het kruiden. Hoe komen de subtiele aroma's van verschillende specerijen het beste tot hun recht? Welke rol speelt de verwerkingsmethode voor smaak en gezondheidsimpact? En waarom maakt het een verschil of specerijen geroosterd, gemalen of als pasta bereid worden? De ayurvedische traditie heeft door de eeuwen heen technieken ontwikkeld om het volledige potentieel van specerijen te ontsluiten. Het gaat hierbij niet alleen om smaak, maar ook om de optimale vrijlating van hun therapeutische eigenschappen. Van de juiste rooster temperatuur tot de ideale weektijd - elk detail heeft invloed op het eindresultaat. De volgende pagina's leiden u door de belangrijkste praktische methoden van specerijenverwerking en laten zien hoe u deze technieken succesvol in uw eigen keuken kunt toepassen. U zult ontdekken dat zelfs kleine veranderingen in de bereiding grote verschillen in de smaakervaring kunnen maken.

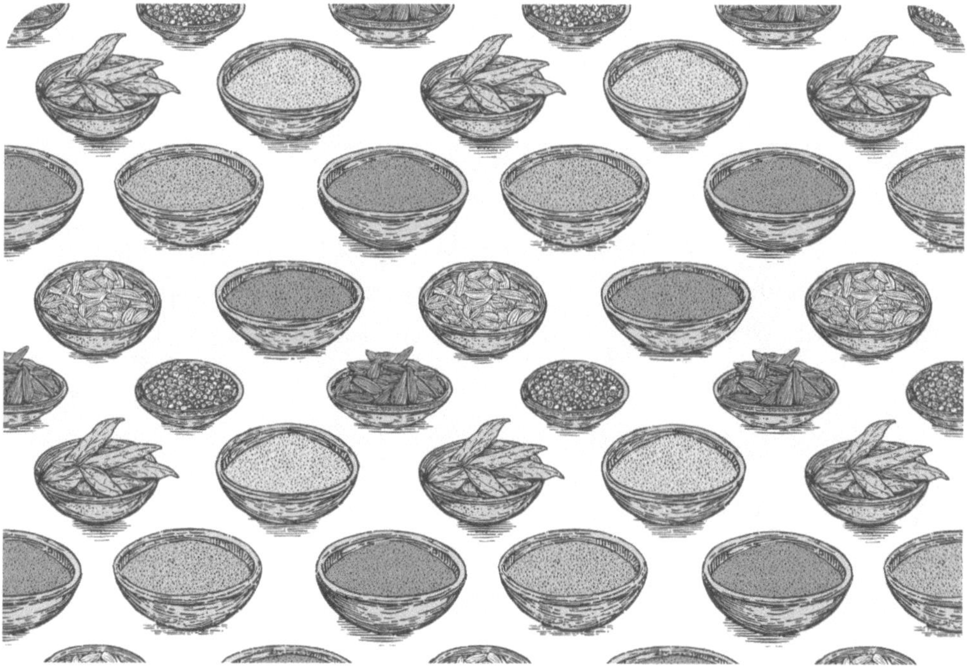

4. 1. 0. Kruidenbereiding

De bereiding van specerijen is een kunst die door de eeuwen heen is geperfectioneerd. Hoe ontwikkelen specerijen hun volle aroma? Welke technieken maken de optimale vrijlating van hun waardevolle bestanddelen mogelijk? Van de traditionele branding tot het zorgvuldige malen en de vervaardiging van complexe specerijpasta's - elke verwerkingsstap volgt precieze principes die de uiteindelijke smaakervaring aanzienlijk beïnvloeden. De ayurvedische specerijenbereiding verenigt praktisch vakmanschap met diepgaand inzicht in de werking van specerijen. Welke rol speelt de temperatuur bij het branden? Wanneer is het optimale moment om te malen? En hoe kunnen de verkregen aroma's het beste worden geconserveerd? De volgende pagina's leiden systematisch door de belangrijkste technieken van specerijenbereiding en tonen aan hoe uit eenvoudige specerijen complexe smaakervaringen kunnen ontstaan.

„Hele specerijen moeten pas na het roosteren worden gemalen, omdat voorgemalen specerijen snel aan intensiteit verliezen en minder geschikt zijn voor het roosterproces.“

---

4. 1. 1. Het roosteren van specerijen

Het roosteren van specerijen is een fundamentele techniek in de Ayurvedische keuken, die de smaak van gerechten aanzienlijk beïnvloedt en de gezondheidsvoordelen van de specerijen volledig tot uiting laat komen [s136]. Deze praktijk, die ook bekend staat als tadka of tempereren, kan op verschillende manieren worden uitgevoerd, waarbij elke methode zijn eigen karakteristieke smaaknuances voortbrengt [s137]. Bij de traditionele droogroostermethode worden de specerijen zonder vetverhouding verhit, wat leidt tot een diepgaande smaakverandering. Hierbij ontsnappen de vluchtige aroma's en ontwikkelen zich nieuwe, complexere smaaktonen [s137]. In tegenstelling tot het roosteren in olie, dat de oorspronkelijke aroma's versterkt en intenser maakt, behouden de specerijen een helderder en frisser aroma [s137]. Er zijn drie hoofdmethoden voor het roosteren van specerijen ontwikkeld: het roosteren in kleine hoeveelheden olie, de langzame roostermethode met uien en het snelle, intense roosteren in hete olie [s137]. Bij de eerste methode begint men typisch met de grotere, robuustere specerijen en voegt men geleidelijk kleinere zaden toe. Het is belangrijk om een zware pan te gebruiken en de hitte zorgvuldig te controleren [s136]. Voor optimale resultaten moet men de volgende praktische instructies in acht nemen: verwarm de pan op middelhoog tot laag vuur en blijf de specerijen continu met een houten lepel bewegen om een gelijkmatige roostering te waarborgen en aanbranden te voorkomen [s136]. Een concreet voorbeeld is het roosteren van komijn: zodra de eerste zaden beginnen te knappen en hun kenmerkende aroma vrijgeven, kunnen andere specerijen zoals mosterdzaad of curry bladeren worden toegevoegd [s138]. De langzame roostermethode, die bijzonder geschikt is voor romige sauzen, vereist geduld en aandacht. Hierbij worden de specerijen samen met uien zachtjes en langzaam verhit, waardoor de aroma's geleidelijk kunnen ontwikkelen [s137]. Deze methode is bijzonder geschikt voor complexe specerijenmengsels, waarbij verschillende soorten specerijen harmonieus met elkaar moeten versmelten. De snelle roostermethode wordt vaak als laatste stap gebruikt om het voltooide gerecht een aromatische toets te geven. Hierbij worden de specerijen kort in zeer hete olie geroosterd en vervolgens direct over het gerecht gegoten [s137]. Deze techniek wordt bijvoorbeeld toegepast bij het verfijnen van Dhal of rijstgerechten. Bij het roosteren verdient het gebruik van ghee of olie bijzondere aandacht. De specerijen moeten op laag vuur worden geroosterd totdat ze hun volle aroma ontwikkelen [s139]. Dit geldt vooral voor gevoelige specerijen zoals curry bladeren, die snel kunnen verbranden [s140]. Een praktische tip is om de hitte onmiddellijk te verlagen zodra de eerste specerijen beginnen te geuren. Interessant is dat er ook kritische stemmen zijn over het roosteren van specerijen. Sommige experts beweren dat door te hoge verhitting waardevolle aromatische oliën verloren kunnen gaan [s141]. Om dit te voorkomen, is het raadzaam om de roostertijd tot ongeveer 10 minuten te beperken en de aromatherapeutische eigenschappen van de etherische oliën optimaal te benutten [s136]. Voor de beste smaakontwikkeling moeten altijd hele specerijen worden gebruikt, die pas na het roosteren worden gemalen. Vooraf gemalen specerijen verliezen snel aan intensiteit en zijn minder geschikt voor het roosteren [s136]. Een praktisch voorbeeld is de bereiding van garam_masala: de hele specerijen worden eerst afzonderlijk geroosterd en vervolgens samen gemalen, waardoor een rijk, complex aromaprofiel ontstaat. De volgorde bij het toevoegen van de specerijen speelt een belangrijke rol: robuuste specerijen zoals kaneel of kardemom komen eerst in de pan, gevolgd door gevoeliger zaden zoals komijn of koriander [s137]. Deze techniek maakt het mogelijk dat elke specerij zijn optimale aromaprofiel kan ontwikkelen zonder te verbranden of bitter te worden.

4. 1. 2. Malen en stampen

Het malen en stampen van specerijen is een fundamentele techniek in de Ayurvedische specerijbereiding, die aanzienlijk bijdraagt aan de ontwikkeling van de aroma's en therapeutische eigenschappen. De traditionele methode met vijzel en stamper neemt hierbij een bijzondere plaats in, omdat deze de celstructuren van de specerijen optimaal breekt en de waardevolle etherische oliën en terpenen activeert [s142]. De keuze van de juiste vijzel is cruciaal voor een optimaal maalresultaat. Granieten vijzels hebben zich als bijzonder veelzijdig bewezen en zijn uitstekend geschikt voor het verkleinen en malen van harde specerijen. Marmeren vijzels daarentegen komen het beste tot hun recht bij de verwerking van verse ingrediënten, noten en knoflook [s142]. Een praktische tip voor de selectie: let op de geribbelde binnenzijde van de vijzel, omdat deze een betere slijtagewerking biedt en het malen vergemakkelijkt [s142]. Bij het werken met vijzel en stamper zijn er enkele belangrijke basisregels om in acht te nemen: De kom mag nooit meer dan voor de helft gevuld worden, om ongecontroleerd rondvliegen van de specerijen te voorkomen [s143]. Een gevouwen handdoek onder de vijzel beschermt niet alleen het werkblad, maar dempt ook de geluiden tijdens het stampen [s143]. De vorm van de vijzel speelt ook een belangrijke rol - een brede bodem met hoge, zacht hellende wanden biedt het optimale maaloppervlak [s142]. Voor degenen die geen vijzel bij de hand hebben, zijn er ook alternatieve methoden: Met alledaagse keukenhulpmiddelen zoals bakpapier, een houten deegroller en een stevig snijplank kunnen specerijen ook effectief worden gemalen [s144]. Het is belangrijk om tijdens het maalproces regelmatig pauzes in te lassen en de specerijen te schudden, om een gelijkmatig resultaat te bereiken [s144].

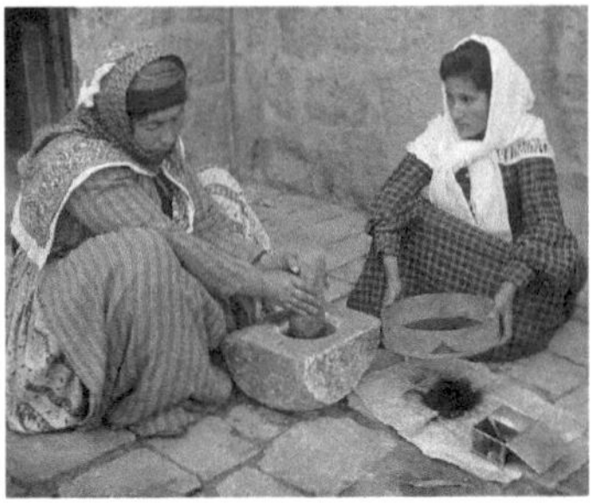

vijzel [i29]

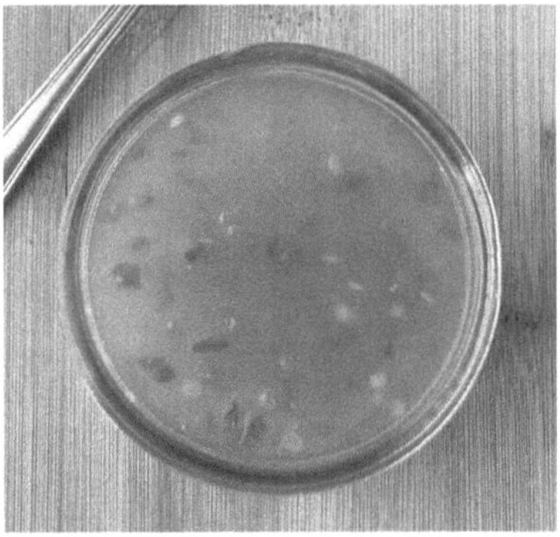

chilipasta [i30]

Een bijzonder populaire toepassing van vijzel en stamper is het maken van specerijpasta's, die als aromatische basis voor verschillende gerechten dienen [s143]. Een klassiek voorbeeld is de bereiding van een chilipasta: chilis, knoflook en sjalotten worden tot een homogene massa gestampt, die perfect als smaakbasis kan dienen [s143]. Veel koks zweren bij deze traditionele methode, ondanks de hogere arbeidsintensiteit, omdat deze de aroma's bijzonder intens vrijgeeft [s143]. De verzorging van de vijzel verdient bijzondere aandacht: Een milde reiniging met warm water is meestal voldoende, terwijl zeep vermeden moet worden om het oppervlak niet te beschadigen [s142]. Na het reinigen moet de vijzel grondig worden gedroogd om de levensduur te waarborgen. Voor een bijzonder fijn maalresultaat is het aan te raden om de gestampte specerijen door een grove zeef te zeven [s144]. Deze extra stap zorgt voor een gelijkmatigere consistentie en verwijdert grotere deeltjes die mogelijk niet volledig zijn verkleind. De combinatie van verschillende specerijen bij het malen moet goed doordacht zijn en zich richten op de respectieve hoofdingrediënt [s143]. Het is raadzaam om met kleine hoeveelheden te beginnen en langzaam naar de gewenste intensiteit toe te werken. De vers gemalen specerijen ontwikkelen een veel intensere aroma dan kant-en-klaar gemalen producten en dragen zo aanzienlijk bij aan de smaakdiepte van de gerechten.

Woordenlijst

Terpenen

Natuurlijke chemische verbindingen in planten die verantwoordelijk zijn voor de kenmerkende geur en gezondheidsbevorderende eigenschappen kunnen hebben

4. 1. 3. Week- en activeerprocessen

Het weken en activeren van specerijen, peulvruchten en andere ingrediënten is een belangrijk proces in de Ayurvedische keuken, dat niet alleen de verteerbaarheid verbetert, maar ook de smaakontwikkeling optimaliseert [s145]. Deze traditionele methode is gebaseerd op het begrip dat bepaalde ingrediënten pas door gerichte voorbehandeling hun volledige potentieel kunnen ontplooien. Bij peulvruchten zoals linzen is het weken bijzonder belangrijk voor de verteerbaarheid. Idealiter worden ze meerdere uren in ruim koud water geweekt, waarbij het weekwater voor het koken wordt afgegoten [s145]. Dit vermindert moeilijk verteerbare eiwitten en verkort de latere kooktijd aanzienlijk. Een praktisch voorbeeld: terwijl niet-geweekte bonen ongeveer 45-60 minuten kooktijd nodig hebben, wordt deze tijd voor eerder geweekte bonen teruggebracht tot ongeveer 30 minuten [s146]. Tijdens het kookproces zijn er enkele belangrijke details om op te letten: als er schuim aan de oppervlakte verschijnt, moet dit worden afgeschuimd, omdat het moeilijk verteerbare eiwitten bevat [s145]. Een beproefde tip uit de Ayurvedische praktijk is om pas na het koken zout toe te voegen, omdat zout het kookproces zou verlengen [s146]. Het toevoegen van een scheutje citroen- of limoensap aan het einde van het kookproces activeert bovendien de spijsverteringsenzymen [s145]. Ook bij specerijen speelt het weken een belangrijke rol in de smaakontwikkeling. Bepaalde specerijen ontwikkelen hun volle aroma pas na een kort bad in heet water [s147]. Deze methode is bijzonder effectief bij hoogwaardige specerijen - inferieure producten zullen ook door weken geen bevredigende smaakontwikkeling vertonen [s147]. Een praktisch voorbeeld is de voorbereiding van gedroogde chilipepers: door ze enkele minuten in heet water te weken, worden ze zachter en geven ze hun aroma's beter af aan het gerecht. De temperatuur speelt bij alle week- en activeerprocessen een belangrijke rol. Terwijl peulvruchten in koud water worden geweekt, hebben veel specerijen heet water nodig voor optimale resultaten [s147]. De bereide gerechten moeten bij voorkeur warm worden geserveerd, vooral in de koude maanden, om de spijsvertering te ondersteunen [s145]. Een ander belangrijk aspect is de kwaliteitscontrole tijdens het weken. Bij peulvruchten moet het water helder en vrij van zwevende deeltjes zijn. Drijvende of verkleurde exemplaren moeten worden verwijderd. Na het weken is het raadzaam om de peulvruchten grondig af te spoelen voordat ze verder worden verwerkt [s145]. De weektijd varieert afhankelijk van het ingrediënt en het gewenste resultaat. Terwijl sommige specerijen slechts enkele minuten nodig hebben, profiteren peulvruchten van een langere weektijd, idealiter een nacht [s146]. Een praktische tip voor de dagelijkse praktijk: als er geen tijd is voor lang weken, kan de kooktijd dienovereenkomstig worden verlengd, waarbij het eindresultaat toch smakelijk zal zijn, ook al kan de verteerbaarheid iets worden aangetast. De juiste combinatie van weken, activeren en daaropvolgende bereiding is cruciaal voor het succes van Ayurvedische gerechten. Het is belangrijk om de ingrediënten tot de gewenste consistentie te garen - vooral bij peulvruchten moet men letten op een zachte, goed verteerbare textuur en deze niet al dente serveren [s145].

4. 1. 4. Kruidpasta's maken

De productie van kruidpasta's is een centrale techniek in de Ayurvedische keuken, die het mogelijk maakt om complexe smaken te ontwikkelen en deze optimaal te conserveren. Het proces begint typisch met het zorgvuldig roosteren van de kruiden in een droge pan, waardoor hun etherische oliën vrijkomen en intense aroma's worden vrijgegeven [s148]. Voor een klassieke curry-basispasta worden eerst verse ingrediënten zoals uien, tomaten, gember en knoflook voorbereid. Deze vormen de aromatische basis van de pasta [s149]. De uien worden fijngehakt of in een keukenmachine verkleind, terwijl gember en knoflook worden geschild en ook fijn worden verkleind. Optioneel kan ook groene chili worden toegevoegd voor een scherpere smaak [s149]. De verwerking gebeurt in verschillende stappen: Eerst worden de geroosterde kruiden in een vijzel of kruidenmolen tot een fijn poeder gemalen. Vervolgens worden de verse ingrediënten in de keukenmachine tot een homogene massa verwerkt [s148]. Een praktische tip hierbij is om de ingrediënten niet te lang te pureren, omdat anders te veel vocht vrijkomt en de pasta te dun wordt. De daadwerkelijke verfijning van de pasta gebeurt tijdens het aanbraden in olie. Daarbij worden eerst kruiden zoals laurierblaadjes kort geroosterd, voordat de gepureerde massa wordt toegevoegd [s149]. Een belangrijk kenmerk voor de perfecte kooktijd is het moment waarop de olie van de pasta scheidt en deze een goudbruine kleur aanneemt. Dit kan afhankelijk van de hoeveelheid 15-20 minuten duren. Voor het kruiden van de pasta worden verschillende kruidenpoeders zoals chili, koriander, kurkuma en een uitgebalanceerde kruidenmix gebruikt [s149]. Deze worden geleidelijk toegevoegd, waarbij continu roeren belangrijk is om aanbranden te voorkomen. De afgewerkte pasta moet een romige consistentie hebben en intens aromatisch ruiken. De houdbaarheid van de kruidpasta kan door juiste opslag worden geoptimaliseerd. In de koelkast blijft deze tot drie dagen goed, ingevroren zelfs meerdere maanden [s150]. Een praktische tip is om de pasta in ijsblokjesvormen te portioneren voordat deze wordt ingevroren, zodat later kleine hoeveelheden naar behoefte kunnen worden genomen. Voor het gebruik van de pasta in gerechten wordt deze eerst in hete olie aangebraden, totdat de aroma's vrijkomen. Vervolgens wordt deze met vloeistof zoals water of bouillon aangevuld en kan deze worden gecombineerd met verschillende eiwitten of groenten [s150]. De hoeveelheid gebruikte pasta hangt af van de gewenste intensiteit van het gerecht. Een bijzondere verfijning krijgt de pasta door de toevoeging van verse kruiden zoals koriander aan het einde [s149]. Deze geven het gerecht niet alleen een frisse toets, maar ondersteunen ook de verteerbaarheid in de zin van de Ayurvedische leer. De veelzijdigheid van de kruidpasta komt tot uiting in het gebruik: deze kan dienen als basis voor curry's, als marinade voor groenten of vlees, of als smaakmaker in soepen en stoofschotels. De basisreceptuur kan daarbij naar persoonlijke smaak en de principes van Ayurveda individueel worden aangepast.

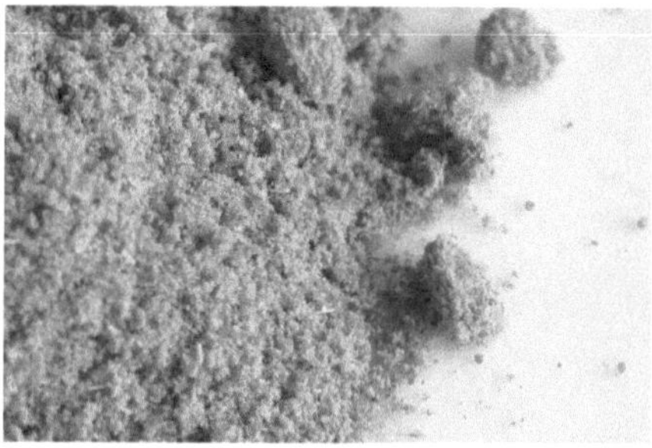

Kruidenmengsel [i31]

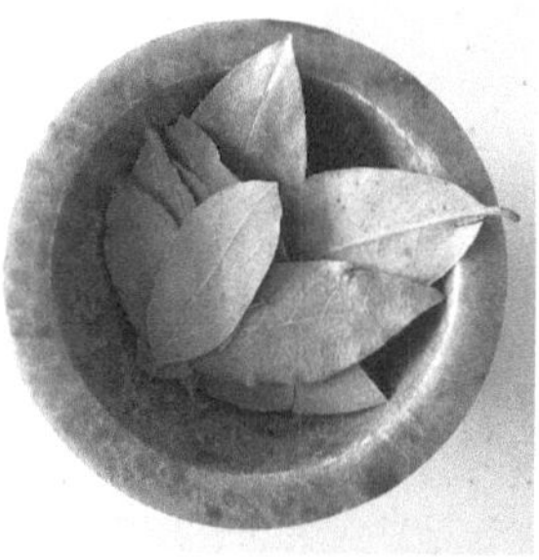

laurierbladeren [i32]

Woordenlijst

etherische oliën

Vluchtige, sterk geurige plantenoliën die door destillatie of persing worden verkregen en verantwoordelijk zijn voor de karakteristieke geur van kruiden

Samenvatting - 4. 1. Kruidenbereiding

- Het roosteren van specerijen staat bekend als Tadka of tempereren en kan droog of in olie plaatsvinden.
- Droog roosteren leidt tot complexere smaaknuances, terwijl olie-roosteren de oorspronkelijke aroma's versterkt.
- De volgorde van het roosteren begint met robuuste specerijen zoals kaneel, gevolgd door kwetsbaardere zoals komijn.
- Granitmortels zijn bijzonder geschikt voor harde specerijen, marmeren mortels voor verse ingrediënten en noten.
- Geribbelde binnenkanten van de mortel bieden een betere wrijvingswerking bij het malen.
- De mortelschotel moet maximaal voor de helft gevuld worden voor optimale controle.
- Specerijenpasta's als aromatische basis worden traditioneel in de mortel gemaakt voor intensievere aroma-afgifte.
- Het weken vermindert moeilijk verteerbare eiwitten en verkort de kooktijd aanzienlijk.
- Zout moet pas na het koken worden toegevoegd, omdat het het kookproces verlengt.
- Gedroogde chilpepers ontwikkelen betere aroma's door te weken in heet water.
- De basis curry-pasta is optimaal wanneer de olie van de massa scheidt en goudbruin wordt.
- Specerijenpasta's blijven diepgevroren meerdere maanden goed en kunnen in ijsblokjesvormen worden geporioneerd.

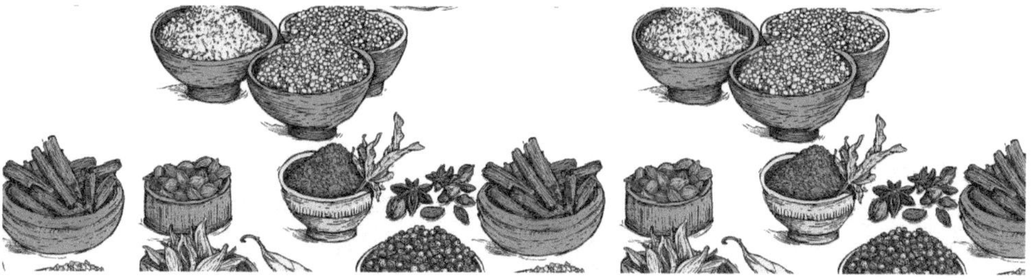

Terugblik - 4. Praktische kruidentoepassing

- Het roosteren van specerijen staat bekend als Tadka of tempereren en kan droog of in olie plaatsvinden.
- Droog roosteren leidt tot een diepgaande smaakverandering door het ontsnappen van vluchtige aroma's.
- Roosteren in olie versterkt de oorspronkelijke aroma's en behoudt helderdere tonen.
- Granitmortels zijn bijzonder geschikt voor harde specerijen, marmeren mortels voor verse ingrediënten.
- Geribbelde binnenkanten van de mortel bieden een betere slijpwerking bij het malen.
- De mortelschotel mag maximaal voor de helft gevuld worden.
- Specerijenpasta's ontwikkelen complexe aroma's door het roosteren van de specerijen en zijn goed te conserveren.
- Voor curry-basispasta's worden de geroosterde specerijen eerst gemalen en vervolgens met verse ingrediënten verwerkt.
- Het optimale kookpunt van de pasta is bereikt wanneer de olie van de massa scheidt.
- Inweken vermindert moeilijk verteerbare eiwitten en verkort de kooktijd aanzienlijk.
- Zout moet pas na het koken worden toegevoegd, omdat het het kookproces verlengt.
- Citrus activeert aan het einde van het kookproces bovendien de spijsverteringsenzymen.
- Hoge kwaliteit specerijen ontwikkelen hun volle aroma pas na een kort bad in heet water.
- De inweektijd varieert sterk - van enkele minuten bij specerijen tot een hele nacht bij peulvruchten.

Gratis extra aanbiedingen gepland

We zijn verheugd u in de toekomst gratis aanvullende materialen voor dit boek te kunnen aanbieden:

- Een exclusief bonushoofdstuk met extra inhoud
- Een compacte samenvatting van het hele boek in PDF-formaat

De publicatie van deze materialen staat gepland voor januari 2025.
U bent van harte welkom om onze website vandaag al te bezoeken. Zodra onze nieuwsbriefservice start (verwacht in januari 2025), kunt u zich daar registreren voor updates en mist u geen nieuws over de gratis extra aanbiedingen.

SaageBooks.com/nl/ayurvedische_kruidenleer-bonus-58BFN4

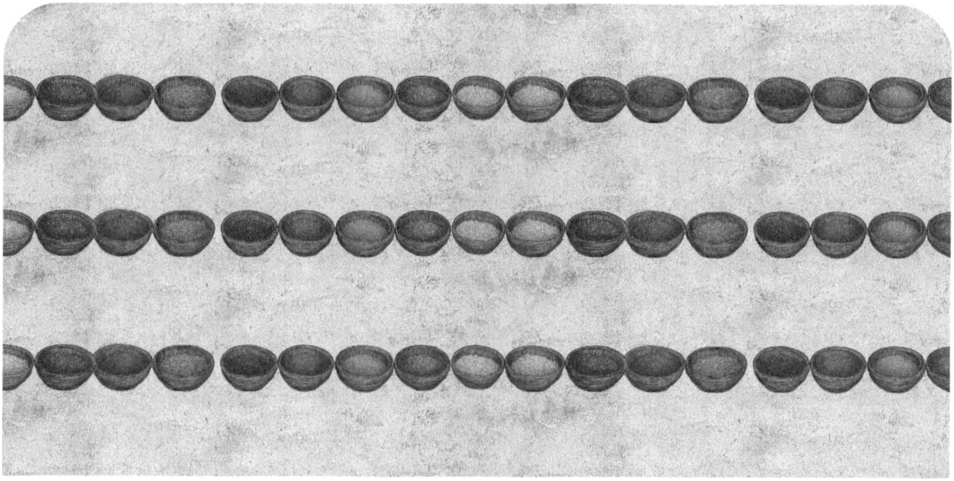

Beste lezers,

Ik voel me zeer vereerd dat u de tijd heeft genomen om mijn boek van begin tot eind te lezen. Als auteur is het mijn grootste wens om u waardevolle inzichten en praktische begeleiding te bieden. Uw vertrouwen in mijn werk betekent veel voor mij. Ik hoop dat het lezen verrijkend voor u was. Als u vragen of suggesties heeft, neem dan gerust contact met mij op via onze website.

Als u dit boek heeft gewaardeerd, zou ik een eerlijke recensie zeer op prijs stellen. Uw mening is belangrijk voor mij en helpt andere lezers bij hun beslissing. U kunt uw eerlijke beoordeling eenvoudig achterlaten op het verkoopplatform waar u het boek heeft gekocht.
Bedankt voor uw steun!

Artemis Saage

Saage Media GmbH

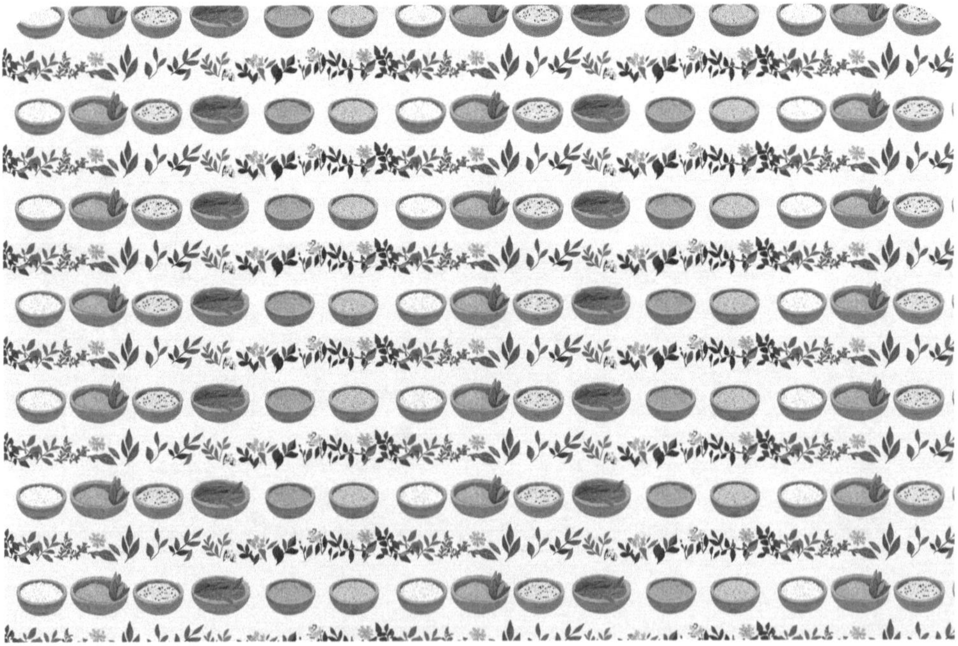

SaageBooks.com/nl

Ontdek meer! Onze uitgeverijwebsite biedt u een gevarieerde selectie van aanvullende boeken en spannende publicaties. Naast gratis content en exclusief bonusmateriaal vindt u er ook diepgaande informatie over onze werken. Blader door ons uitgebreide digitale aanbod en laat u inspireren door aanvullende leeservaringen. Als speciale service bieden wij zowel gratis als betaalde content aan om uw leeservaring perfect aan te vullen.

SaageBooks.com/nl

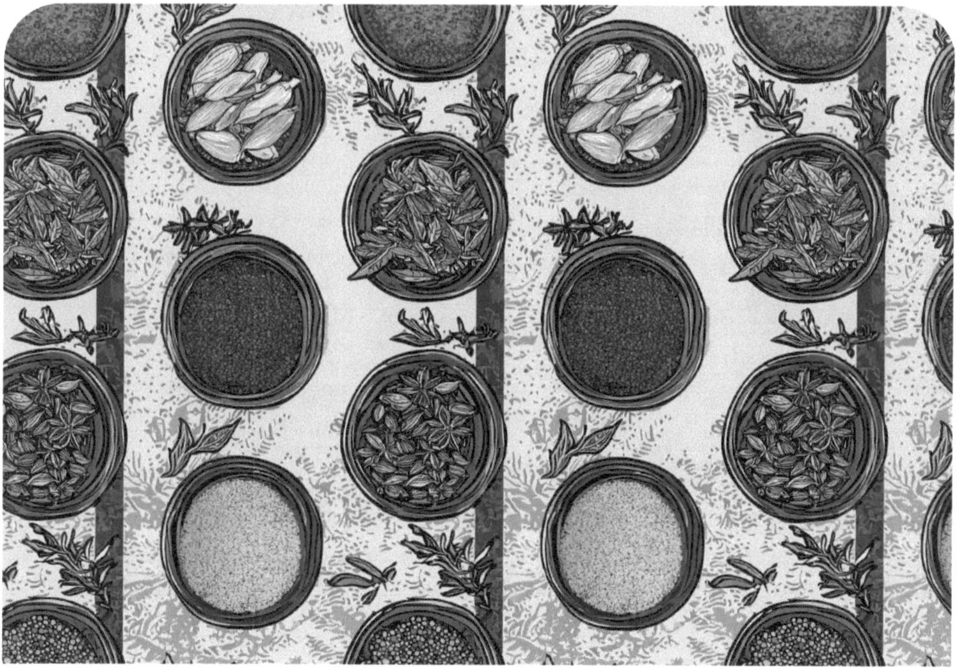

Bronnen

Mijn oprechte dank gaat uit naar alle auteurs van de geciteerde wetenschappelijke en niet-wetenschappelijke bronnen, de beheerders van de gerefereerde websites en de makers van de gebruikte afbeeldingen, grafieken en studies, wier waardevolle werk aanzienlijk heeft bijgedragen aan de totstandkoming van dit boek.
Voor meer informatie raad ik u aan de bronwebsites te bezoeken.

Alle bronnen zijn voor het laatst geraadpleegd op: 2025-01-08

[s1] - https://pdfs.semanticscholar.org/1da4/d16cd1d313c6f51f1a3d8ba8177f43325844.pdf
Auteur: Marilena Gilca Dorin Dragos **Titel:** Extraoral Taste Receptor Discovery: New Light on Ayurvedic Pharmacology
Publicatiedatum: 31 May 2017 **Website:** Hindawi
Uitgever: Hindawi Publishing Corporation

[s2] - https://sivanandayogafarm.org/blog/ayurvedic-herbs-and-six-tastes/
Auteur: Swami Adi Parashaktiananda **Titel:** Ayurvedic herbs and six tastes
door: Sivananda Yoga Farm **Publicatiedatum:** 20200111
Website: Sivananda Yoga Farm

[s3] - https://holistic-pet-care.com/ayurveda-in-veterinary-medicine/
Auteur: Dr Tejinder Sodhi DVM CVC **Titel:** Ayurveda in Veterinary Medicine
door: Holistic Pet Care **Website:** holisticpetcarecom

[s4] - https://bettergreenhealth.com/an-understanding-of-six-tastes-or-rasas/
Auteur: Kaylin Ruth Vandermissen **Titel:** An Understanding Of Six Ayurvedic Tastes
Publicatiedatum: August 6 2022 **Website:** Better Green Health

[s5] - https://happytummy.aashirvaad.com/en/healthy-eating/ayurvedic-diet-its-benefits-foods-to-eat-and-avoid-as-per-your-doshas/
Auteur: Shruti Jain Dr Rashi Gupta BAMS **Titel:** Ayurvedic Diet: Its Benefits Foods to Eat and Avoid as per Your Doshas
door: Aashirvaad **Publicatiedatum:** 07 Nov 2024
Website: Happy Tummy

[s6] - https://sanjeevanam.com/blog/ayurvedas-influence-on-keralas-traditional-cuisine/
Titel: Ayurvedas Influence on Keralas Traditional Cuisine **door:** Sanjeevanam
Publicatiedatum: March 21 2024 **Website:** sanjeevanamcom

[s7] - https://vibrationalayurveda.com/food-details
Titel: Food Details **door:** Vibrational Ayurveda
Website: Vibrational Ayurveda

[s8] - http://www.itmonline.org/arts/ayurherb.htm
Auteur: Subhuti Dharmananda PhD **Titel:** Ayurvedic Herbal Medicine and its Relation to Chinese Herbal Medicine
door: Institute for Traditional Medicine **Website:** ITM Online

[s9] - https://pubmed.ncbi.nlm.nih.gov/35015278/
Auteur: Simone Maree Ormsby **Titel:** Hot and Cold Theory: Evidence in Nutrition
door: NICM Health Research Institute Western Sydney University **Publicatiedatum:** 2021
Website: PubMed **Uitgever:** Springer Nature Switzerland AG

[s10] - https://www.natureshum.net/blog/spices-to-warm-you-up
Auteur: Humaira Quraishi ND MS **Titel:** Spices To Warm You Up
door: Tebra Inc **Website:** natureshumnet

[s11] - https://www.hdfcergo.com/health-insurance/wellness-corner/cooling-ayurvedic-herbs
Titel: 16 Ayurvedic Herbs to Cool Off As Temperatures Rise **door:** HDFC ERGO
Publicatiedatum: July 18 2024 **Website:** HDFC ERGO

[s12] - https://holistic-pet-care.com/ayurveda-in-veterinary-medicine/
Auteur: Dr Tejinder Sodhi DVM CVC **Titel:** Ayurveda in Veterinary Medicine
door: Holistic Pet Care **Website:** holisticpetcarecom

[s13] - https://www.adb.org/sites/default/files/institutional-document/633886/adou2020bp-asian-traditions-wellness.pdf
Auteur: Gerard Bodeker **Titel:** Asian Traditions of Wellness
door: Asian Development Bank **Website:** Asian Development Bank

[s14] - https://fppn.biomedcentral.com/articles/10.1186/s43014-022-00089-x
Auteur: K S Gayathry Jenny Ann John **Titel:** A comprehensive review on bitter gourd M omordica charantia L as a gold mine of functional bioactive components for therapeutic foods
Publicatiedatum: 20220525 **Website:** BMC Food Production Processing and Nutrition
Uitgever: BioMed Central

[s15] - http://www.itmonline.org/arts/ayurherb.htm
Auteur: Subhuti Dharmananda PhD **Titel:** Ayurvedic Herbal Medicine and its Relation to Chinese Herbal Medicine
door: Institute for Traditional Medicine **Website:** ITM Online

[s16] - https://www.phytojournal.com/archives/2019/vol8issue1/PartX/8-1-217-217.pdf
Auteur: Joshi AA Pawar VS Bhokre CK Dr Sawate AR **Titel:** Preparation and quality evaluation of Ma harashtrian traditional pulse cereal spice mix M etkut
door: Vasantrao Naik Marathwada Krishi Vidyapeeth **Publicatiedatum:** 20190101
Website: Journal of Pharmacognosy and Phytochemistry

[s17] - https://www.ncbi.nlm.nih.gov/books/NBK92752/
Auteur: Sahdeo Prasad Bharat B Aggarwal **Titel:** Herbal Medicine: Biomolecular and Clinical Aspects
door: National Library of Medicine National Institutes of Health **Publicatiedatum:** 2011
Website: NCBI **Uitgever:** CRC PressTaylor Francis

[s18] - https://www.indianhealthyrecipes.com/lemon-pickle/
Auteur: Swasthi **Titel:** Lemon Pickle Recipe
door: Indian Healthy Recipes **Publicatiedatum:** April 2 2023
Website: Indian Healthy Recipes

[s19] - https://www.biryanipotirvine.com/authenticity-impact-values-in-every-bite.html
Titel: The Impact of Authenticity: Why Our Values Matter in Every Bite **door:** Biryani Pot
Website: Biryani Pot

[s20] - https://journalofethnicfoods.biomedcentral.com/articles/10.1186/s42779-023-00213-3
Auteur: Rajnee Lata Ved Prakash Jaiswal Veena Paul Abhishek Dutt Tripathi Aparna Agarwal Dinesh Chandra Rai **Titel:** Standardization of process variables for development of traditional Indian dairy product h erbal apple rabri with improved organoleptic textural antioxidants functional attributes and shelf life
Publicatiedatum: 11 December 2023 **Website:** Journal of Ethnic Foods
Uitgever: Springer Nature

[s21] - https://www.ncbi.nlm.nih.gov/books/NBK92752/
Auteur: Sahdeo Prasad Bharat B Aggarwal **Titel:** Herbal Medicine: Biomolecular and Clinical Aspects
door: National Library of Medicine National Institutes of Health **Publicatiedatum:** 2011
Website: NCBI **Uitgever:** CRC PressTaylor Francis

[s22] - https://journalofethnicfoods.biomedcentral.com/articles/10.1186/s42779-023-00213-3
Auteur: Rajnee Lata Ved Prakash Jaiswal Veena Paul Abhishek Dutt Tripathi Aparna Agarwal Dinesh Chandra Rai **Titel:** Standardization of process variables for development of traditional Indian dairy product h erbal apple rabri with improved organoleptic textural antioxidants functional attributes and shelf life
Publicatiedatum: 11 December 2023 **Website:** Journal of Ethnic Foods
Uitgever: Springer Nature

[s23] - https://ayurveda.com/incompatible-food-combining/
Auteur: Usha and Vasant Lad BAMS MASc **Titel:** Food Combinations to Avoid as per Ayurveda
door: The Ayurvedic Institute **Publicatiedatum:** August 24 2021
Website: ayurvedacom

[s24] - https://ijarsct.co.in/Paper13737.pdf
Auteur: Mrs Simoene Dias **Titel:** Exploring the Alchemy of Taste: A Compre hensive Analysis of Food Pairing and Flavour Combinations
door: AnjumanIIslams College of Hotel Tourism Management Studies Research Mumbai **Publicatiedatum:** January 2023
Website: wwwijarsctcoin **Uitgever:** International Journal of Advanced Research in Science Communication and Technology IJARSCT

[s25] - https://recipes.timesofindia.com/web-stories/9-best-food-combinations-suggested-by-ayurveda/photostory/108351184.cms
Auteur: Kritika Pushkarna **Titel:** 9 best food combinations suggested by Ayurveda
door: Times of India **Publicatiedatum:** Mar 9 2024
Website: Times of India

[s26] - https://www.kuchatea.com/blog/mulled-cider-teas/
Auteur: Douglas Brown **Titel:** Add Zest and Zing to Mulled Cider With Tea Blends
door: Ku Cha **Publicatiedatum:** September 21 2022
Website: Ku Cha Tea

[s27] - https://ayurveda.com/incompatible-food-combining/
Auteur: Usha and Vasant Lad BAMS MASc **Titel:** Food Combinations to Avoid as per Ayurveda
door: The Ayurvedic Institute **Publicatiedatum:** August 24 2021
Website: ayurvedacom

[s28] - https://senseandedibility.com/garam-masala-spice-blend/
Auteur: Marta Rivera **Titel:** Garam Masala Spice Blend
door: Sense Edibility **Publicatiedatum:** February 15 2018
Website: Sense Edibility

[s29] - https://www.ncbi.nlm.nih.gov/books/NBK92775/
Auteur: Ann M Bode Zigang Dong **Titel:** Herbal Medicine: Biomolecular and Clinical Aspects
door: National Library of Medicine National Institutes of Health **Publicatiedatum:** 2011
Website: NCBI **Uitgever:** CRC PressTaylor Francis

[s30] - https://www.britannica.com/plant/ginger
Auteur: The Editors of Encyclopaedia Britannica **Titel:** Ginger Description Plant Spice Rhizome Uses Flavor Facts
door: Encyclopaedia Britannica Inc **Publicatiedatum:** Nov 23 2024
Website: Britannica **Uitgever:** Encyclopaedia Britannica Inc

[s31] - https://dietitianjohna.com/ginger-cinnamon-and-clove-tea-hot-or-cold/
Auteur: Johna Burdeos RD **Titel:** Ginger Cinnamon and Clove Tea Hot or Cold
door: Dietitian Johna **Publicatiedatum:** February 2024
Website: dietitianjohnacom

[s32] - https://www.urmc.rochester.edu/encyclopedia/content.aspx?contenttypeid=1&contentid=1169
Titel: A Guide to Common Medicinal Herbs **door:** University of Rochester Medical Center
Website: URMC

[s33] - https://simhcottumwa.org/what-is-ginger-good-for-health-benefits-side-effects-drug-interactions/
Auteur: Ann Schreiber **Titel:** What Is Ginger Good For? Health Benefits Side Effects Drug Interactions
door: US National Center for Complementary and Integrative Health **Publicatiedatum:** August 17 2023
Website: Southern Iowa Mental Health Center

[s34] - https://pubmed.ncbi.nlm.nih.gov/38474869/
Auteur: Joanna Szymczak Bogna GrygielGrniak Judyta CieleckaPiontek **Titel:** Zingiber Officinale Roscoe: The Antiarthritic Pote ntial of a Popular SpicePreclinical and Clinical E vidence
door: Poznan University of Medical Sciences **Publicatiedatum:** 20240305
Website: pubmedncbinlmnihgov **Uitgever:** Nutrients

[s35] - https://www.health.com/turmeric-and-ginger-benefits-8609865
Auteur: Isabel Vasquez RD LDN **Titel:** Benefits of Turmeric and Ginger Together According to a Dietitian
door: Health **Publicatiedatum:** April 8 2024
Website: Health **Uitgever:** Dotdash Meredith

[s36] - https://www.ncbi.nlm.nih.gov/books/NBK92752/
Auteur: Benzie IFF WachtelGalor S **Titel:** Herbal Medicine: Biomolecular and Clinical Aspects
door: National Library of Medicine National Institutes of Health **Publicatiedatum:** 2011
Website: NCBI **Uitgever:** CRC PressTaylor Francis

[s37] - https://www.palomahealth.com/learn/benefits-turmeric-curcumin-thyroid
Auteur: Julia Walker RN BSN **Titel:** Health Benefits Of Turmeric and Curcumin For Thyroid
door: Paloma Health **Publicatiedatum:** 4112022
Website: Paloma Health

[s38] - https://www.bbcgoodfood.com/health/nutrition/health-benefits-turmeric
Auteur: Jo Williams Registered nutritionist **Titel:** Top 11 health benefits of turmeric
door: Good Food **Publicatiedatum:** 20230912
Website: BBC Good Food **Uitgever:** Good Food

[s39] - https://consensus.app/home/blog/does-turmeric-reduce-inflammation/
Auteur: Consensus AI **Titel:** Does Turmeric Reduce Inflammation?
door: Consensus **Website:** Consensus

[s40] - https://pubmed.ncbi.nlm.nih.gov/29065496/
Auteur: Susan J Hewlings Douglas S Kalman **Titel:** Curcumin: A Review of Its Effects on Human Health
Publicatiedatum: 20171022 **Website:** PubMed
Uitgever: MDPI

[s41] - https://pubmed.ncbi.nlm.nih.gov/27213821/
Auteur: Alexandra R Vaughn Amy Branum Raja K Siv amani **Titel:** Effects of Turmeric Curcuma longa on Skin Health: A Systematic Review of the Clinical Evid ence
door: Lasya Wellness Vitality **Publicatiedatum:** 20160523
Website: PubMed **Uitgever:** John Wiley Sons Ltd

[s42] - https://www.health.com/turmeric-and-ginger-benefits-8609865
Auteur: Isabel Vasquez RD LDN **Titel:** Benefits of Turmeric and Ginger Together According to a Dietitian
door: Health **Publicatiedatum:** April 8 2024
Website: Health **Uitgever:** Dotdash Meredith

[s43] - https://www.signos.com/food-comparison/curcumin-vs-turmeric
Titel: Curcumin vs Turmeric Explained **door:** Signos
Website: Signos

[s44] - https://medicalxpress.com/news/2018-09-health-benefits-turmeric.html
Auteur: Anya Guy **Titel:** Are there health benefits to taking turmeric?
door: Mayo Clinic News Network **Publicatiedatum:** 20180921
Website: Medical Xpress **Uitgever:** Mayo Foundation for Medical Education and Research

[s45] - https://www.healthieruny.com/resources/is-turmeric-good-for-thyroid
Auteur: Dr Donna Sergi **Titel:** Spice Up Your Thyroid Health With Turmeric
door: HealthierU **Publicatiedatum:** October 22 2024
Website: healthierunycom

[s46] - https://discover.texasrealfood.com/vitality-vault/what-are-the-health-benefits-of-galangal
Titel: The Medicinal Power of Galangal **door:** Texas Real Food
Website: Texas Real Food

[s47] - https://www.maykaidee.com/ingredients/galangal
Titel: Galangal **door:** May Kaidee Company
Website: May Kaidee

[s48] - http://www.aimspress.com/article/doi/10.3934/agrfood.2024057?viewType=HTML
Auteur: R Amilia Destryana Teti Estiasih Sukardi Dodyk Pranowo **Titel:** The potential uses of Galangal Alpinia sp essentia l oils as the sources of biologically active compo unds
door: AIMS Press **Publicatiedatum:** 02 December 2024
Website: AIMS Agriculture and Food **Uitgever:** AIMS Press

[s49] - https://www.health.com/galangal-benefits-8675420
Auteur: Lindsey DeSoto RD **Titel:** Health Benefits of Galangal
door: Health **Publicatiedatum:** July 31 2024
Website: Health **Uitgever:** Dotdash Meredith

[s50] - https://www.vin.com/apputil/content/defaultadv1.aspx?id=7259168&pid=14365&print=1
Auteur: B Fougere BSc BVMS hons MODT BHSc Comp Med MHSc Herb med CVA CVCP CVBM **Titel:** Popular Thai Culinary Herbs and How They Can Help Companion Animals
door: College of Integrative Veterinary Therapies **Publicatiedatum:** 2015
Website: VIN **Uitgever:** World Small Animal Veterinary Association

[s51] - https://www.urmc.rochester.edu/encyclopedia/content.aspx?contenttypeid=19&contentid=Licorice
Titel: Licorice Root **door:** University of Rochester Medical Center
Website: URMC

[s52] - https://unitproj.library.ucla.edu/biomed/spice/index.cfm?displayID=17
Titel: Learning about Spices **door:** UCLA Louise M Darling Biomedical Library
Website: UCLA Biomedical Library **Uitgever:** Regents of the University of California

[s53] - https://www.florajournal.com/vol2issue2/june2014/23.1.pdf
Auteur: Monica Damle **Titel:** Glycyrrhiza glabra Liquorice a potent medicinal h erb
door: SVKMs Dr Bhanuben Nanavati College of Ph armacy **Publicatiedatum:** 20082014
Website: International Journal of Herbal Medicine

[s54] - https://medcraveonline.com/JAPLR/JAPLR-05-00156
Titel: Journal of Analytical Pharmaceutical Research **door:** MedCrave
Website: medcraveonlinecom

[s55] - https://yogachicago.com/2014/01/the-karma-of-plants/
Auteur: Gary Gran **Titel:** The Karma of Plants
door: Yoga Chicago Ltd **Publicatiedatum:** MarApr 2011
Website: Yoga Chicago

[s56] - https://afju.springeropen.com/articles/10.1186/s12301-020-00111-z
Auteur: Bibi Sedigheh Fazly Bazzaz Sareh Darvishi Fork Reza Ahmadi Bahman Khameneh **Titel:** Deep insights into urinary tract infections and ef fective natural remedies
door: Springer **Publicatiedatum:** 20210107
Website: African Journal of Urology **Uitgever:** Springer

[s57] - https://www.florajournal.com/archives/2018/vol6issue2/PartB/7-1-27-280.pdf
Auteur: Neha Vutakuri Sita Somara **Titel:** Natural and herbal medicine for breast cancer using Elettaria cardamomum L Maton
Publicatiedatum: 20180214 **Website:** International Journal of Herbal Medicine

[s58] - https://www.12tree.de/our-products-1
Titel: Our Products **door:** 12Tree
Website: 12Tree

[s59] - https://www.balyanputrasriwijaya.com/search/label/Spice
Titel: Spice Exporter **door:** Balyan Putra Sriwijaya
Publicatiedatum: 7192023 **Website:** balyanputrasriwijayacom

[s60] - https://environment.fiu.edu/what-we-study/projects/food-forest-initiative/_assets/food-forest-guide.pdf
Auteur: Laura McCoy Alex Crow Jennifer Perez rika Rocha Guimares **Titel:** Common Tropical Food Forest Plants of South Florida
door: Florida International University FIU **Website:** Florida International University
Uitgever: The Education Fund

[s61] - https://www.vahrehvah.com/indianfood/cardamom
Titel: Everything about Cardamom **door:** Vahrehvah
Website: Vahrehvah

[s62] - https://www.michellebessudo.com/blog/tumeric-chai-hot-chocolate
Titel: Immune system boosting Tumeric chai hot chocolate **door:** Michelle Bessudo
Website: michellebessudocom

[s63] - https://www.plantsjournal.com/archives/2018/vol6issue3/PartB/6-3-36-573.pdf
Auteur: Anupam KR Sachan Sunil Kumar Kiran Kumari Deepti Singh **Titel:** Medicinal uses of spices used in our traditional c ulture: World wide
door: Dayanand Dinanath College Institute of P harmacy **Publicatiedatum:** 20180424
Website: Journal of Medicinal Plants Studies

[s64] - https://www.britannica.com/plant/cardamom
Auteur: Gregory Lewis McNamee **Titel:** Cardamom Origins Taste Uses Benefits
door: Encyclopaedia Britannica **Publicatiedatum:** Nov 7 2024
Website: Britannica **Uitgever:** Encyclopaedia Britannica

[s65] - https://www.plantsjournal.com/archives/2018/vol6issue3/PartB/6-3-36-573.pdf
Auteur: Anupam KR Sachan Sunil Kumar Kiran Kumari Deepti Singh **Titel:** Medicinal uses of spices used in our traditional c ulture: World wide
door: Dayanand Dinanath College Institute of P harmacy **Publicatiedatum:** 20180424
Website: Journal of Medicinal Plants Studies

[s66] - https://ijrap.net/admin/php/uploads/2565_pdf.pdf
Auteur: Shifali Thakur Isha Kumari Shailja Chaudhary Madhusudan S Hemlata Kaurav Gitika Chaudhary **Titel:** Coriander Coriandrum sativum: A Common I ndian Traditional Spice and Ayurvedic Remedy
door: Shuddhi Ayurveda Jeena Sikho Lifecare Pvt Ltd **Publicatiedatum:** 2021
Website: wwwijrapnet **Uitgever:** Moksha Publishing House

[s67] - https://link.springer.com/10.1007/978-3-319-78030-6_44
Auteur: Muhammad Jawad Iqbal Masood Sadiq Butt H afiz Ansar Rasul Suleria **Titel:** Coriander Coriandrum sativum L: Bioactive Molecules and Health Effects
door: Springer **Publicatiedatum:** 26 January 2019
Website: SpringerLink **Uitgever:** Springer

[s68] - https://www.britannica.com/plant/black-cumin
Auteur: Melissa Petruzzello **Titel:** Black cumin Description Plant Seeds Spice Medicine Uses Facts
door: Encyclopaedia Britannica **Publicatiedatum:** Nov 13 2024
Website: Britannica **Uitgever:** Encyclopaedia Britannica

[s69] - https://www.britannica.com/plant/black-cumin
Auteur: Melissa Petruzzello **Titel:** Black cumin Description Plant Seeds Spice Medicine Uses Facts
door: Encyclopaedia Britannica **Publicatiedatum:** Nov 13 2024
Website: Britannica **Uitgever:** Encyclopaedia Britannica

[s70] - https://www.bigapplecurry.com/unveiling-the-magic-the-role-of-spices-in-indian-cooking/
Auteur: Roland Marchand **Titel:** Unveiling the Magic: The Role of Spices in Indian Cooking
door: FoodieSphere **Publicatiedatum:** November 15 2024
Website: Big Apple Curry

[s71] - https://www.indianhealthyrecipes.com/jeera-rice-recipe/
Auteur: Swasthi **Titel:** Jeera Rice Recipe Cumin Rice
door: Indian Healthy Recipes **Publicatiedatum:** August 28 2022
Website: Indian Healthy Recipes

[s72] - https://www.plantsjournal.com/archives/2018/vol6issue2/PartD/6-2-28-858.pdf
Auteur: Tabasum Fatima Beenish Bazila Naseer Gousia Gani Tahiya Qadri Tashooq Ah Bhat **Titel:** Antioxidant potential and health benefits of cumin
door: Kashmir Tibbiya College Hospital and Research Centre **Publicatiedatum:** 20180208
Website: Journal of Medicinal Plants Studies

[s73] - https://myspicetrunk.com/2021/01/08/turmeric-cumin-rice/
Auteur: Smita — **Titel:** Turmeric Cumin Rice
Publicatiedatum: January 8 2021 — **Website:** myspicetrunk

[s74] - https://www.satkartar.co.in/blog/incredible-health-benefits-of-fennel-saunf/
Auteur: Nikhil Chandra — **Titel:** 15 Incredible Health Benefits of Fennel in Ayurvedic Pharmacopeia
door: Satkartar — **Publicatiedatum:** August 2 2023
Website: satkartarcoin

[s75] - https://www.mantrajc.com/spice-up-your-life-exploring-the-tradition-and-health-benefits-of-indian-spices/
Titel: Spice Up Your Life: Exploring the Tradition and Health Benefits of Indian Spices — **door:** Mantra Indian Restaurant
Publicatiedatum: 20230110 — **Website:** Mantra Jersey City
Uitgever: Mantra Indian Restaurant

[s76] - https://tendingthetable.com/2018/01/10/toasted-coconut-sleepy-time-milk/
Auteur: sswerdlo — **Titel:** Toasted Coconut Sleepy Time Milk
door: Tending the Table — **Publicatiedatum:** January 10 2018
Website: tendingthetablecom

[s77] - http://www.elementalayurveda.com/blog/2014/10/22/medicine-makers-digest-perfect-pesto
Auteur: Eva Saelens — **Titel:** Medicine Makers Digest: Perfect Pesto
door: Elemental Ayurveda — **Publicatiedatum:** October 22 2014
Website: Elemental Ayurveda

[s78] - https://www.mccormickscienceinstitute.com/content/msi/assets/Singeltary%20Nutr%20Today%2045,43,2010.pdf
Auteur: Keith Singletary PhD — **Titel:** Black Pepper: Overview of Health Benefits
Publicatiedatum: 2010 — **Website:** McCormick Science Institute
Uitgever: Lippincott Williams Wilkins

[s79] - https://sabinsa.com/newsroom/articles/2000TheMedicinalUsesOfPepper.pdf
Auteur: Dr Majeed and Prakash L — **Titel:** The Medicinal Uses of Pepper
Publicatiedatum: JanMar 2000 — **Website:** sabinsacom
Uitgever: International Pepper News

[s80] - https://bmccomplementmedtherapies.biomedcentral.com/articles/10.1186/1472-6882-13-275
Auteur: Priyanga Ranasinghe Shehani Pigera GA Sirimal Premakumara Priyadarshani Galappaththy Godwin R Constantine Prasad Katulanda — **Titel:** Medicinal properties of true cinnamon Cinnamomum zeylanicum: a systematic review
door: BMC Complementary Medicine and Therapies — **Publicatiedatum:** 22 October 2013
Website: BMC Complementary Medicine and Therapies — **Uitgever:** BMC

[s81] - https://www.britannica.com/plant/cinnamon
Auteur: The Editors of Encyclopaedia Britannica — **Titel:** Cinnamon Plant Spice History Uses
door: Encyclopaedia Britannica Inc — **Publicatiedatum:** Dec 13 2024
Website: Britannica — **Uitgever:** Encyclopaedia Britannica Inc

[s82] - http://www.stuartxchange.org/Canela
Titel: Canela — **door:** Stuart Xchange
Website: Stuart Xchange

[s83] - https://www.utep.edu/herbal-safety/populations/herbs-to-avoid-during-pregnancy.html
Titel: Herbs to Avoid During Pregnancy — **door:** The University of Texas at El Paso
Website: UTEP

[s84] - https://www.nature.com/articles/srep31906
Auteur: HyunMyung Choi Yunu Jung Jinbong Park HyeLin Kim DongHyun Youn JongWook Kang MiYoung Jeong JongHyun Lee Woong Mo Yang SeokGeun Lee Kwang Seok Ahn JaeYoung Um — **Titel:** Cinnamomi Cortex Cinnamomum verum Suppresses Testosteroneinduced Benign Prostatic Hyperplasia by Regulating 5reductase
door: Nature Publishing Group — **Publicatiedatum:** 23 August 2016
Website: Nature — **Uitgever:** Scientific Reports

[s85] - https://www.plantsjournal.com/archives/2018/vol6issue3/PartB/6-3-36-573.pdf
Auteur: Anupam KR Sachan Sunil Kumar Kiran Kumari Deepti Singh — **Titel:** Medicinal uses of spices used in our traditional culture: World wide
door: Dayanand Dinanath College Institute of Pharmacy — **Publicatiedatum:** 20180424
Website: Journal of Medicinal Plants Studies

[s86] - https://dietitianjohna.com/ginger-cinnamon-and-clove-tea-hot-or-cold/
Auteur: Johna Burdeos RD — **Titel:** Ginger Cinnamon and Clove Tea Hot or Cold
door: Dietitian Johna — **Publicatiedatum:** February 2024
Website: dietitianjohnacom

[s87] - https://wjpr.s3.ap-south-1.amazonaws.com/article_issue/1620212639.pdf
Auteur: Roshni Chaudhari Varsha Dhole Sadhana More Saraswati Kushwaha Dr Smita Takarkhede — **Titel:** Health Benefits of Herbs and Spices Review
door: Ideal College of Pharmacy — **Publicatiedatum:** 2021
Website: World Journal of Pharmaceutical Research

[s88] - https://www.foodandwine.com/nutmeg-what-it-is-and-how-to-use-it-7089902
Auteur: Amelia Rampe — **Titel:** Everything You Need to Know About Nutmeg
door: Food Wine — **Publicatiedatum:** December 28 2022
Website: Food Wine

[s89] - https://www.wisdomlib.org/uploads/journals/wjpr/volume-10,-july-issue-8_17093.pdf
Auteur: Ihjas Habeeb M Karunakar Hegde Shabaraya A R — **Titel:** Myristica Fragrans Houtt: A Brief Review
Publicatiedatum: 202107 — **Website:** World Journal of Pharmaceutical Research

[s90] - https://beta.nparks.gov.sg/docs/default-source/parks-docs/fort-canning-park/fort-canning-park-spice-garden-trail.pdf
Titel: Fort Canning Park Spice Garden Trail — **door:** National Parks Board
Publicatiedatum: June 2013 — **Website:** nparksgovsg

[s91] - https://wjpr.s3.ap-south-1.amazonaws.com/article_issue/492d37e35560b790ec0bfa1a8760c490.pdf
Auteur: Sonal Sanjay Kharde — **Titel:** Overview of Nutmeg
door: Pravara Rural College of Pharmacy — **Publicatiedatum:** 202206
Website: World Journal of Pharmaceutical Research

[s92] - https://www.ijpcbs.com/articles/therapeutic-properties-of-jatipal-myristica-fragrance-houtt.pdf
Auteur: PV Neeraja Elizabeth Margaret — **Titel:** Therapeutic Properties of Jatipal Myristica Fragrance Houtt
Publicatiedatum: 2016 — **Website:** International Journal of Pharmaceutical Chemical and Biological Sciences

[s93] - https://ishanayurved.com/medicinal-plants/javitri-mace-spice/
Titel: Javitri Mace Spice — **door:** Ishan Educational Institutions
Website: ishanayurvedcom

[s94] - https://www.britannica.com/topic/saffron
Auteur: The Editors of Encyclopaedia Britannica — **Titel:** Saffron Description History Uses
door: Encyclopaedia Britannica Inc — **Publicatiedatum:** Oct 29 2024
Website: Britannica — **Uitgever:** Encyclopaedia Britannica Inc

[s95] - https://unitproj.library.ucla.edu/biomed/spice/index.cfm?displayID=22
Titel: Learning about Spices **door:** UCLA
Website: UCLA Louise M Darling Biomedical Library **Uitgever:** Regents of the University of California

[s96] - https://www.cocchi.it/en/botanical-library/
Titel: Botanical Library **door:** Giulio Cocchi Srl
Website: Cocchi

[s97] - https://practicalgastro.com/wp-content/uploads/2019/11/Medicinal-Plants-for-Digestive-Disorders-What-Gastroenterologist-Needs-to-Know.pdf
Auteur: Richard W McCallum MD FACP FRACP Aust FACG AGAF Armando Enrique GonzlezStuart PhD **Titel:** Medicinal Plants Used for Digestive Disorders What the Gastroenterologist Needs to Know
door: Texas Tech University Health and Sciences Department of Internal Medicine Gastro enterology Center for Neurogastroenterology and GI Motility **Publicatiedatum:** September 2015
Website: Practical Gastroenterology

[s98] - https://www.jeeng.net/pdf-177404-98686?filename=Properties%20and.pdf
Auteur: Grayna ukowska Zofia Durczyska **Titel:** Properties and Applications of Essential Oils: A R eview
Publicatiedatum: 20240101 **Website:** Journal of Ecological Engineering

[s99] - https://www.plantsjournal.com/archives/2018/vol6issue3/PartB/6-3-36-573.pdf
Auteur: Anupam KR Sachan Sunil Kumar Kiran Kumari Deepti Singh **Titel:** Medicinal uses of spices used in our traditional c ulture: World wide
door: Dayanand Dinanath College Institute of P harmacy **Publicatiedatum:** 20180424
Website: Journal of Medicinal Plants Studies

[s100] - https://dewihargreaves.com/2020/07/15/the-centuries-old-spice-blend-we-dont-use-anymore/
Auteur: Dewi Hargreaves **Titel:** The CenturiesOld Spice Blend We Dont Use Anymore
Publicatiedatum: July 15 2020 **Website:** Dewi Hargreaves

[s101] - https://ethiopianfood.wordpress.com/2014/06/01/the-ethiopian-spice-rack/
Auteur: Harry Kloman **Titel:** The Ethiopian Spice Rack
door: University of Pittsburgh **Publicatiedatum:** June 1 2014
Website: Ethiopian Food

[s102] - https://www.savorynothings.com/homemade-gingerbread-spice-mix-perfect-gingerbread-recipe-free-printables/
Auteur: Nora Rusev **Titel:** Homemade Gingerbread Spice Mix
door: Savory Nothings **Publicatiedatum:** 12122020
Website: Savory Nothings

[s103] - https://www.seriouseats.com/dinner-tonight-five-spice-noodles-with-broccoli-recipe
Auteur: Nick Kindelsperger **Titel:** Dinner Tonight: Chinese FiveSpice Noodles with Broccoli Recipe
door: Serious Eats **Publicatiedatum:** August 09 2018
Website: Serious Eats

[s104] - https://thefirstmess.com/2022/11/30/vegan-spice-roasted-cauliflower-coconut-tomato-sauce-red-lentils/
Auteur: Laura Wright **Titel:** SpiceRoasted Cauliflower in Coconut Tomato Sauce with Lentils
Publicatiedatum: 30112022 **Website:** The First Mess

[s105] - https://www.thejoyfulplateful.com/recipes/samosa-inspired-bowls
Auteur: Kira Freed **Titel:** SamosaInspired Bowls
door: The Joyful Plateful **Publicatiedatum:** August 4 2021
Website: The Joyful Plateful

[s106] - https://www.breadandbasil.nyc/recipes/spiced-butternut-squash-soup
Auteur: Julia Estrada **Titel:** Spiced Butternut Squash Soup
Publicatiedatum: 2021 **Website:** breadandbasilnyc

[s107] - http://somaskitchen.blogspot.com/2018/08/jowar-moong-khichdi.html
Auteur: Soma **Titel:** Jowar Moong Khichdi
Publicatiedatum: 20180806 **Website:** Somas Kitchen
Uitgever: Blogger

[s108] - https://wellandfull.com/2016/03/red-lentil-kitchari-an-ayurvedic-cleanse/
Titel: Red Lentil Kitchari An Ayurvedic Cleanse **door:** Well and Full
Publicatiedatum: March 31 2016 **Website:** Well and Full

[s109] - https://ayurveda.com/recipes-kitchari/
Auteur: Vasant Lad **Titel:** Kitchari Recipe
door: The Ayurvedic Institute **Publicatiedatum:** August 24 2021
Website: Ayurvedacom

[s110] - https://vidyaliving.com/recipe-box-sweet-potato-chili-skillet-cornbread/
Auteur: Claire Ragozzino **Titel:** Recipes: Sweet Potato Chili Skillet Cornbread
door: Vidya Living **Website:** Vidya Living

[s111] - http://indiacuisine.blogspot.com/2006/02/pesara-pappu-kattu-split-lentil.html
Auteur: sailu **Titel:** Pesara Pappu Kattu Split Lentil Seasoned with Spices
Publicatiedatum: 20060202 **Website:** Sailus Food Indian Food Andhra Recipes Herbs S pices Ayurveda Home Remedies

[s112] - https://www.leftyspoon.com/2016/04/07/leftovers-kitchari-style/
Auteur: Coco Morante **Titel:** Leftovers Kitchari Style
door: Lefty Spoon **Publicatiedatum:** April 7 2016
Website: Lefty Spoon

[s113] - http://daniellealex.com/turmeric-cumin-red-lentils-cancer-prevention-food/
Auteur: Danielle Alex **Titel:** Turmeric Cumin Red Lentils: Cancer Prevention Food
Publicatiedatum: August 29th 2013 **Website:** daniellealexcom

[s114] - https://500sandwiches.com/post/23654986412/dal-baghaar
Titel: Dal Baghaar Indian Split Peas with Spice and Shallots **door:** 500 Tasty Sandwiches
Publicatiedatum: May 24th 2011 **Website:** 500 Sandwiches

[s115] - https://thespiceadventuress.com/2019/03/07/the-yogic-kitchen/
Auteur: Dhanya Samuel **Titel:** Marinated Chicken with Coconut Lime dressing The Yogic Kitchen
door: The Spice Adventuress **Publicatiedatum:** March 7 2019
Website: The Spice Adventuress

[s116] - https://www.jasminehemsley.com/friends-of-east-by-west/2020/5/11/niti-sheth
Auteur: Niti Sheth
door: Jasmine Hemsley
Website: Jasmine Hemsley
Titel: Friends of East by West
Publicatiedatum: 20200511

[s117] - https://jivitaayurveda.com/everything-is-allowed-in-ayurveda-even-mushrooms/
Auteur: Anu Paavola
door: Jivita Ayurveda
Titel: Everything is Allowed in Ayurveda Even Mushrooms
Website: Jivita Ayurveda

[s118] - https://www.jeevalifestyle.com/blog/ayurvedic-minestrone
Auteur: Akshata
door: JeevaLifestyle LLC
Website: Jeeva Lifestyle
Titel: Ayurvedic Minestrone
Publicatiedatum: 20140207

[s119] - https://maukaindiancuisine.com/blog/authentic-indian-spices-elevate-your-cooking-with-rich-flavors
Titel: Authentic Indian Spices: Elevate Your Cooking with Rich Flavors
Publicatiedatum: 20240529
door: Mauka Indian Cuisine
Website: Mauka Indian Cuisine

[s120] - https://suntorytime106.wordpress.com/2017/07/28/ryukyu-mex-okinawas-original-fusion-food/
Auteur: Alison
Publicatiedatum: July 28 2017
Titel: RykyMex: Okinawas Original Fusion Food
Website: suntorytime106wordpresscom

[s121] - https://eatanmol.com/south-asian-fusion-wedding-catering/
Auteur: Mohammad Patel
door: Anmol
Website: EAT ANMOL
Titel: South Asian Fusion Wedding Catering: A C elebration of Culinary Diversity and Creativity
Publicatiedatum: April 16 2024

[s122] - https://www.pangaeaoceanave.com/news-item/the-art-of-fusion-how-asian-flavors-are-transforming-modern-dining/
Titel: The Art of Fusion: How Asian Flavors are Transforming Modern Dining
Website: Pangaea Ocean Ave
door: Pangaea Grill

[s123] - https://elpollonorteno.net/are-mexican-hot-sauces-authentic-a-look-at-traditional-vs-modern-varieties/
Titel: Are Mexican Hot Sauces Authentic? A Look at Traditional vs Modern Varieties
Publicatiedatum: August 10 2024
Uitgever: Uniko Media Group
door: El Pollo Norteo
Website: El Pollo Norteo

[s124] - https://eatanmol.com/south-asian-fusion-wedding-catering/
Auteur: Mohammad Patel
door: Anmol
Website: EAT ANMOL
Titel: South Asian Fusion Wedding Catering: A C elebration of Culinary Diversity and Creativity
Publicatiedatum: April 16 2024

[s125] - https://www.sushihanasan.com/
door: Sushihana Japanese Restaurant
Website: sushihanasancom

[s126] - https://thestonesoup.com/blog/2010/06/24/the-absolute-beginners-guide-to-the-art-of-seasoning-5-ingredients-10-minutes/
Auteur: Jules Clancy
Publicatiedatum: 20100624
Titel: The Absolute Beginners Guide to the Art of Seasoning
Website: The Stone Soup

[s127] - https://dellago.org/2013/03/14/2329/
Auteur: Kathrin
Publicatiedatum: 03142013
Titel: Make My Morning Masala Chai
Website: Come and Cook with Us

[s128] - https://www.foodandwine.com/cooking-techniques/how-to-cook-shrimp-boil
Auteur: Hunter Lewis
door: Food Wine
Website: Food Wine
Titel: How to Cook a Proper Shrimp Boil
Publicatiedatum: July 20 2022

[s129] - https://www.allrecipes.com/article/when-to-add-salt-during-cooking/
Auteur: David McCann
door: Allrecipes
Website: Allrecipes
Titel: When You Add Salt During Cooking Matters Heres Why
Publicatiedatum: March 24 2021

[s130] - https://farmerandchef.co.uk/blog/get-more-from-your-ingredients
Auteur: Sam Cooper
Publicatiedatum: 11 May
Titel: Get More Flavour From Your Ingredients
Website: farmerandchefcouk

[s131] - https://thestonesoup.com/blog/2010/06/24/the-absolute-beginners-guide-to-the-art-of-seasoning-5-ingredients-10-minutes/
Auteur: Jules Clancy
Publicatiedatum: 20100624
Titel: The Absolute Beginners Guide to the Art of Seasoning
Website: The Stone Soup

[s132] - https://nutritionfacts.org/topics/spices/
Titel: Spices
Website: NutritionFactsorg
door: NutritionFactsorg

[s133] - https://dietitianjohna.com/ginger-cinnamon-and-clove-tea-hot-or-cold/
Auteur: Johna Burdeos RD
door: Dietitian Johna
Website: dietitianjohnacom
Titel: Ginger Cinnamon and Clove Tea Hot or Cold
Publicatiedatum: February 2024

[s134] - https://www.nuggmd.com/blog/marijuana-tea-benefits
Auteur: Andrew Ward
door: NuggMD
Website: NuggMD
Titel: 3 Cannabis Tea Recipes For Complete Beginners
Publicatiedatum: March 8 2023

[s135] - https://wintergreenbotanicals.com/2020/05/12/tinctures/
Auteur: Maria Noel Groves
door: Wintergreen Botanicals
Website: Wintergreen Botanicals
Titel: How to Make Herbal Tinctures
Publicatiedatum: May 12 2020

[s136] - http://www.spicesherpa.com/holiday-cooking-tip-dry-roasting-spices/
Auteur: Spice Sherpa
Publicatiedatum: November 14 2010
Titel: Holiday Cooking Tip: Dry Roasting Spices
Website: Spice Sherpa

[s137] - https://www.seriouseats.com/indian-spices-101-benefits-frying-spices
Auteur: Denise Dsilva Sankh
door: Serious Eats
Website: Serious Eats
Titel: Indian Spices 101: The Benefits of Frying Spices
Publicatiedatum: August 10 2018
Uitgever: Dotdash Meredith

[s138] - https://bowlsandflows.com/kitchari-recipe/
Titel: Kitchari: cleanse nourish and reset
Publicatiedatum: August 25 2023
door: Bowls and Flows
Website: Bowls and Flows

[s139] - https://www.indianhealthyrecipes.com/jeera-rice-recipe/
Auteur: Swasthi
door: Indian Healthy Recipes
Website: Indian Healthy Recipes
Titel: Jeera Rice Recipe Cumin Rice
Publicatiedatum: August 28 2022

[s140] - https://thespiceadventuress.com/2014/09/19/curry-leaf-rice-karu-vepillai-sadam/
Auteur: Dhanya Samuel **Titel:** South Indian Curry Leaf Rice Karu vepillai Sadam
door: The Spice Adventuress **Publicatiedatum:** September 19 2014
Website: The Spice Adventuress

[s141] - http://www.banaraskakhana.com/2009/08/curries-and-spices-therapeutic.html
Titel: Curries and Spices: Therapeutic Properties of Spices **door:** Banaras Ka Khana
Publicatiedatum: 20090817 **Website:** Banaras Ka Khana

[s142] - https://www.seriouseats.com/best-mortars-and-pestles
Auteur: Greg Baker **Titel:** I Tested 13 Mortar and Pestle Sets to Find the Best Ones for Spices Pesto and Curry Pastes
door: Serious Eats **Publicatiedatum:** November 18 2024
Website: Serious Eats

[s143] - https://sheere-ng.com/a-crush-for-mortar-and-pestle/
Auteur: Sheere Ng **Titel:** A Crush for Mortar and Pestle
Publicatiedatum: March 12 2019 **Website:** sheerengcom

[s144] - https://www.cooklikeczechs.com/how-to-grind-spices-by-hand/
Auteur: Petra **Titel:** How to Grind Spices by Hand without Mortar and Pestle
door: Cook Like Czechs **Publicatiedatum:** 20230110
Website: Cook Like Czechs

[s145] - https://gutsyperformancenutrition.com/2019/10/22/gingered-sweet-potato-dal-tips-for-better-digestion/
Auteur: Rebecca **Titel:** Gingered Sweet Potato Dal tips for better digestion
door: GUTSy Performance Nutrition **Publicatiedatum:** October 22 2019
Website: GUTSy Performance Nutrition

[s146] - https://www.ratedvfood.com/blog/salvadoran-red-beans-recipe-amp-breakfast
Auteur: Eunice aka RatedVFood **Titel:** Salvadoran Red Beans Recipe 2 Ways
door: Rated V Food **Publicatiedatum:** May 7
Website: Rated V Food

[s147] - https://toriavey.com/saffron-rice/
Auteur: Tori Avey **Titel:** Saffron Rice
Publicatiedatum: April 24 2022 **Website:** Tori Avey

[s148] - https://chewtown.com/2015/11/pork-tikka-masala/
Auteur: Amanda Michetti **Titel:** Pork Tikka Masala
door: Chew Town **Publicatiedatum:** 12th Nov 2015
Website: Chew Town

[s149] - https://www.allrecipes.com/recipe/236564/chana-masala-savory-indian-chick-peas/
Auteur: latinmama **Titel:** Chana Masala Savory Indian Chick Peas
door: Allrecipes **Publicatiedatum:** November 14 2024
Website: Allrecipes **Uitgever:** Dotdash Meredith

[s150] - https://holycowvegan.net/easy-indian-curry-paste/
Auteur: Vaishali **Titel:** Easy Indian Curry Paste
door: Holy Cow Vegan **Publicatiedatum:** Oct 25 2021
Website: Holy Cow Vegan

Afbeeldingsbronnen

Informatie over alle volgende afbeeldingen

Geen van de afbeeldingen is gewijzigd, alleen de resolutie is aangepast.
Alle afbeeldingen behouden hun oorspronkelijke licentie.
Ondanks zorgvuldige controle kan de nauwkeurigheid en toewijzing van afbeeldingen niet worden gegarandeerd.
Alle gebruikte afbeeldingen zijn gebruikt in overeenstemming met hun respectievelijke licentievoorwaarden.
In de eBook-versie zijn de afbeeldingen samengevoegd tot genummerde collages.
Alle afbeeldingen zijn uiteindelijk opgehaald en geverifieerd 2025-01-08.

Gebruikte licenties

CC0	http://creativecommons.org/publicdomain/zero/1.0/deed.en
CC BY 4.0	https://creativecommons.org/licenses/by/4.0
CC BY 3.0	https://creativecommons.org/licenses/by/3.0
CC BY 2.0	https://creativecommons.org/licenses/by/2.0

Afbeeldingscredits

[i1] - 001_002_001_image_pickling.jpeg
https://upload.wikimedia.org/wikipedia/commons/a/af/Adding_spices_to_jar_of_pickled_asparagus.jpg
Date: 20170505 **door:** Ser Amantio di Nicolao
Kunstenaar: Nutrition Food Safety Health **License:** CC0 http:creativecommonsorgpublicdomainz ero10deeden

[i2] - 001_003_002_image_gruener_tee.jpeg
https://upload.wikimedia.org/wikipedia/commons/3/36/Green_tea_3_appearances.jpg
Date: 20110521 **door:** Bill Ukers
Kunstenaar: Alessandro Martini **License:** CC0 http:creativecommonsorgpublicdomainz ero10deeden

[i3] - 001_003_002_image_honig.jpeg
https://upload.wikimedia.org/wikipedia/commons/c/cc/Runny_hunny.jpg
Date: onbekend **door:** 17Drewcommonswiki
Kunstenaar: Scott Bauer USDA ARS **License:** Public domain

[i4] - 002_001_002_image_psoriasis.jpeg
https://upload.wikimedia.org/wikipedia/commons/e/e9/Psoriasis_guttata.jpg
Date: 20100925 **door:** Smallman12q
Kunstenaar: George Henry Fox **License:** Public domain

[i5] - 002_001_003_image_eucalyptol.jpeg
https://upload.wikimedia.org/wikipedia/commons/e/ee/Eucalyptol3D-4.png
Date: 20090117 **door:** Itineranttrader
License: Public domain

[i6] - 002_001_003_image_gallussaeure.jpeg
https://upload.wikimedia.org/wikipedia/commons/2/2c/Gallic_acid_molecule_spacefill_from_xtal.png
Date: 20150712 **door:** Jynto
License: CC0 http:creativecommonsorgpublicdomainz ero10deeden

[i7] - 002_001_003_image_quercetin.jpeg
https://upload.wikimedia.org/wikipedia/commons/2/2e/Quercetin-3D-spacefill.png
Date: 20110528 **door:** Jynto
License: CC0 http:creativecommonsorgpublicdomainz ero10deeden

[i8] - 002_001_003_image_galgant.jpeg
https://upload.wikimedia.org/wikipedia/commons/6/69/Galangal_ready_for_preparation.png
Date: 20080920 **door:** File Upload Bot Magnus Manske
Kunstenaar: Piano non troppo **License:** Public domain

[i9] - 002_001_004_image_glycyrrhizin.jpeg
https://upload.wikimedia.org/wikipedia/commons/e/e5/Glycyrrhizin_ball-and-stick.png
Date: 20130720 **door:** Morska Papuzka
Kunstenaar: MarinaVladivostok **License:** CC0 http:creativecommonsorgpublicdomainz ero10deeden

[i10] - 002_001_004_image_suessholzwurzel.jpeg
https://upload.wikimedia.org/wikipedia/commons/1/1e/Glycyrrhiza_lepidota_NPS-1.jpg
Date: 20070621 **door:** Stickpen
Kunstenaar: Jim Pisarowicz **License:** Public domain

[i11] - 002_002_002_image_linalool.jpeg
https://upload.wikimedia.org/wikipedia/commons/7/70/%28S%29-Linalool_molecule_spacefill.png
Date: 20110804 **door:** Jynto
License: CC0 http:creativecommonsorgpublicdomainzero10deeden

[i12] - 002_002_002_image_polyphenole.jpeg
https://upload.wikimedia.org/wikipedia/commons/1/17/3D_molecula.jpg
Date: 20231028 **door:** Isiscs
Kunstenaar: PubChem **License:** CC BY 40 https:creativecommonsorglicensesby40

[i13] - 002_002_002_image_sterole.jpeg
https://upload.wikimedia.org/wikipedia/commons/a/ad/Brassicasterol_molecule_spacefill.png
Date: 20110804 **door:** Jynto
License: CC0 http:creativecommonsorgpublicdomainzero10deeden

[i14] - 002_002_002_image_tocole.jpeg
https://upload.wikimedia.org/wikipedia/commons/f/f0/Vitamin-E-from-xtal-3D-bs-17.png
Date: 20231022 **door:** Benjahbmm27
Kunstenaar: Ben Mills **License:** Public domain

[i15] - 002_003_001_image_eugenol.jpeg
https://upload.wikimedia.org/wikipedia/commons/0/08/Eugenol-3D-spacefill.png
Date: 20110610 **door:** Jynto
License: CC0 http:creativecommonsorgpublicdomainzero10deeden

[i16] - 002_003_002_image_antioxidantien.jpeg
https://upload.wikimedia.org/wikipedia/commons/3/3c/Glutathione-3D-vdW.png
Date: 20070624 **door:**
Kunstenaar: Ben Mills **License:** Public domain

[i17] - 002_003_003_image_terpenoide.jpeg
https://upload.wikimedia.org/wikipedia/commons/5/5f/Beta-Myrcene_molecule_ball.png
Date: 20110829 **door:** Jynto
License: CC0 http:creativecommonsorgpublicdomainzero10deeden

[i18] - 002_003_003_image_carotinoide.jpeg
https://upload.wikimedia.org/wikipedia/commons/4/49/Phytofluene_molecule_spacefill.png
Date: 20150212 **door:** Jynto
License: CC0 http:creativecommonsorgpublicdomainzero10deeden

[i19] - 002_003_005_image_aetherische_oele.jpeg
https://upload.wikimedia.org/wikipedia/commons/b/ba/RutaGraveolensEssentialOil.png
Date: 20090222 **door:** Cmdrjameson
Kunstenaar: Itineranttrader **License:** Public domain

[i20] - 003_002_002_image_harissa.jpeg
https://upload.wikimedia.org/wikipedia/commons/d/d6/Harissa_in_a_jar_%28vertical%29.jpg
Date: 20101101 **door:** Grzegorz Wysocki
Kunstenaar: Jules jules:stonesoup **License:** CC BY 30 https:creativecommonsorglicensesby30

[i21] - 003_002_002_image_shichimi_togarashi.jpeg
https://upload.wikimedia.org/wikipedia/commons/d/d2/Shichimi_002.jpg
Date: 20220519 **door:** E136
Kunstenaar: http:wwwrecipelabjpsozaidetail1779 **License:** CC0 http:creativecommonsorgpublicdomainzero10deeden

[i22] - 003_003_001_image_asiapfanne.jpeg
https://upload.wikimedia.org/wikipedia/commons/5/54/Wok_cooking_and_the_heat_source_by_The_Pocket_in_Nanjing.jpg
Date: 20060322 **door:** Opponent
Kunstenaar: The Pocket **License:** CC BY 20 https:creativecommonsorglicensesby20

[i23] - 003_003_001_image_chili.jpeg
https://upload.wikimedia.org/wikipedia/commons/f/f8/VitorJubini_MercadoDaVilaRubim_Vitoria_ES_%2839182859020%29_%28square_crop%29.jpg
Date: 20180301 **door:** ArionStar
Kunstenaar: MTur Destinos **License:** Public domain

[i24] - 003_003_002_image_huelsenfruechte.jpeg
https://upload.wikimedia.org/wikipedia/commons/e/e7/Various_legumes.jpg
Date: 20131213 **door:** FarnhamJ
Kunstenaar: Keith Weller Agricultural Research Service USDA **License:** Public domain

[i25] - 003_003_002_image_marinaden.jpeg
https://upload.wikimedia.org/wikipedia/commons/c/cd/Marination_set%2C_Marinating%2C_Rostov-on-Don%2C_Russia.jpg
Date: 20131117 **door:** Argenberg
License: CC BY 40 https:creativecommonsorglicensesby40

[i26] - 003_003_002_image_pilze.jpeg
https://upload.wikimedia.org/wikipedia/commons/6/65/Sparrige_Sch%C3%BCppling_%28Pholiota_squarrosa%29.jpg
Date: 20131014 **door:** Holleday
Kunstenaar: Holger Krisp **License:** CC BY 30 https:creativecommonsorglicensesby30

[i27] - 003_003_002_image_gewuerzzugabe.jpeg
https://upload.wikimedia.org/wikipedia/commons/5/56/Applying_a_spice_rub_to_pork_ribs_for_a_barbecue_-_20080329.jpg
Date: 20080329 **door:** Flickr upload bot
Kunstenaar: Daryn Nakhuda **License:** CC BY 20 https:creativecommonsorglicensesby20

[i28] - 003_003_003_image_glycerin.jpeg
https://upload.wikimedia.org/wikipedia/commons/c/c7/Glycerol-3D-balls.png
Date: 20070505 **door:** Benjahbmm27
License: Public domain

[i29] - 004_001_002_image_moerser.jpeg
https://upload.wikimedia.org/wikipedia/commons/b/b0/Palestinian_women_grinding_coffee_beans.jpg
Date: 1905 **door:** Sarah SchneiderCH
Kunstenaar: Keystone View Company **License:** Public domain

[i30] - 004_001_002_image_chilipaste.jpeg
https://upload.wikimedia.org/wikipedia/commons/7/75/Sweet_Chili_Sauce_%28cropped%29.jpg

Date:	20130331	**door:**	Belbury
Kunstenaar:	ImpromptuKitchen	**License:**	CC BY 20 https:creativecommonsorglicensesby20

[i31] - 004_001_004_image_gewuerzmischung.jpeg
https://upload.wikimedia.org/wikipedia/commons/c/c0/Nahrungsmittel_2012-07-08-9512.jpg

Date:	20120708	**door:**	Slick
License:	CC0 http:creativecommonsorgpublicdomainzero10deeden		

[i32] - 004_001_004_image_lorbeerblaetter.jpeg
https://upload.wikimedia.org/wikipedia/commons/c/c2/Whole_Bay_Leaves.jpg

Date:	20240828	**door:**	Misterneedlemouse
License:	CC0 http:creativecommonsorgpublicdomainzero10deeden		

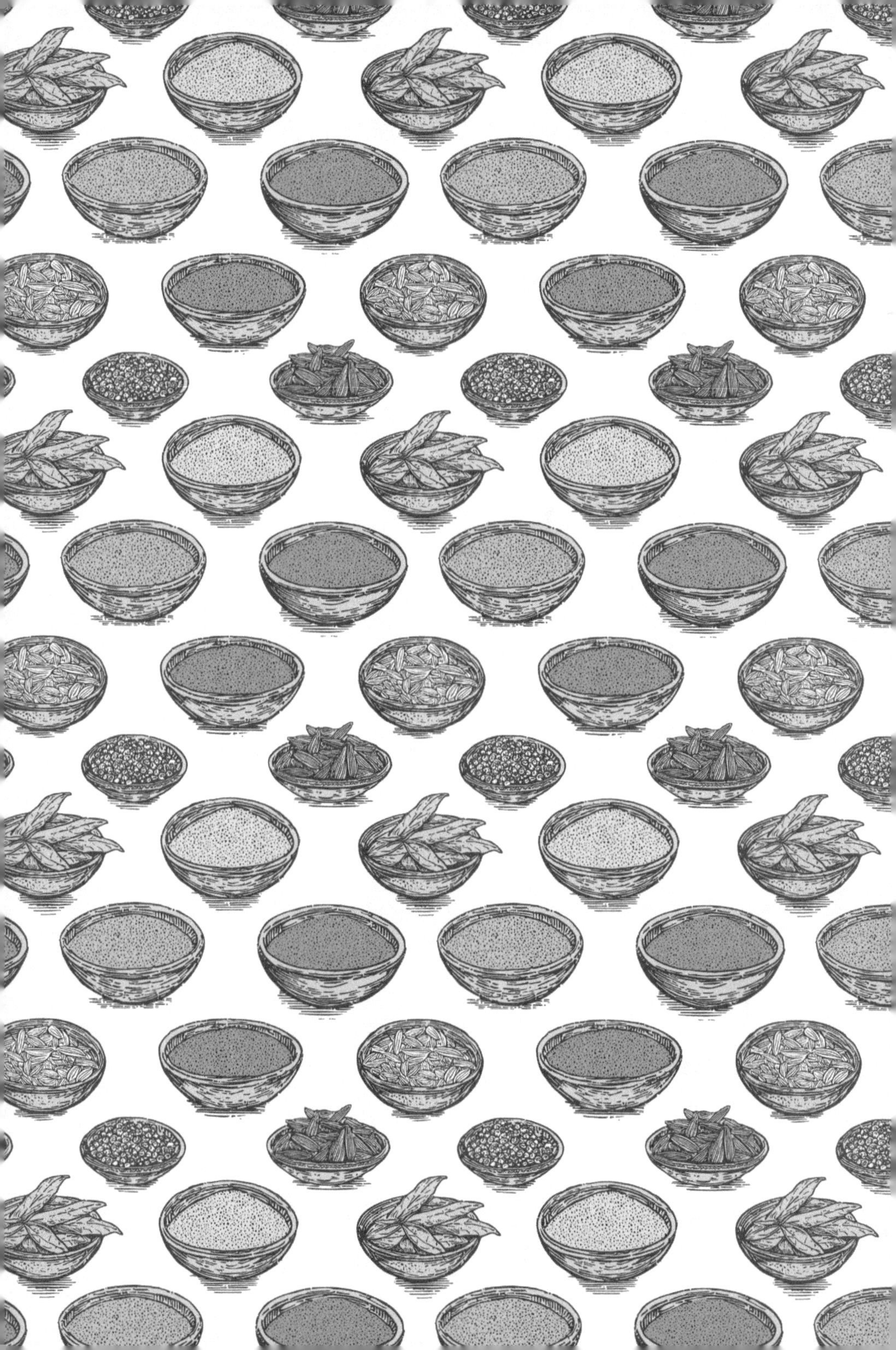

MIX
Papier | Fördert gute Waldnutzung
FSC® C083411

Kolibri 360 GmbH
Ferdinand-Jühlke-Straße 7
99095 Erfurt, Deutschland
produktsicherheit@kolibri360.de